项目资助

◇ 广东省教育科学规划课题（高等教育专项）《基于结构方程模型的生命文化协同育人机制实证研究》，课题编号：2022GXJK205

◇ 广东医科大学教学改革项目《协同育人视域下的医学生人文素质培养路径研究》，课题编号：1JG21093

◇ 广东省高校特色创新项目《生命文化视域下的人文医学交叉学科建设》，课题编号：2021WTSCX034

◇ 广东省高校党建研究课题《党建引领教育：党建工作与"立德树人"深度融合的效果评价与提升路径研究》，课题编号：2022BK115

基于CiteSpace的
医学人文和生命文化文献计量研究

贾 栗 马俊领 梁 远◎著

CiteSpace

知识产权出版社
全国百佳图书出版单位
—北京—

图书在版编目（CIP）数据

基于 CiteSpace 的医学人文和生命文化文献计量研究/贾栗，马俊领，梁远著 .—北京：知识产权出版社，2023. 7

ISBN 978-7-5130-5715-8

Ⅰ.①基… Ⅱ.①贾… ②马… ③梁… Ⅲ.①医学—人文科学—文献计量学—研究 Ⅳ.①R-05

中国国家版本馆 CIP 数据核字（2023）第 114303 号

内容提要

本书全面细致地利用当前使用广泛的科学文献可视化软件 CiteSpace 对医学人文和生命文化领域的研究发展趋势和研究热点进行了系统性介绍。本书内容能够使医学人文和生命文化领域的研究人员在最短的时间内高效地认识、理解以及使用 CiteSpace 生成的科学图谱，有效地指导相关领域的学习和科研实践。本书可作为医学人文、生命文化、医学和生物信息、公共管理、管理科学与工程专业以及数据或信息可视化研究方向的本科生和研究生的参考书籍。

责任编辑：韩　冰　　　　　　责任校对：谷　洋
封面设计：邵建文　马倬麟　　　责任印制：孙婷婷

基于 CiteSpace 的医学人文和生命文化文献计量研究
贾　栗　马俊领　梁　远　著

出版发行：知识产权出版社 有限责任公司		网　　址：http://www.ipph.cn	
社　　址：北京市海淀区气象路 50 号院		邮　　编：100081	
责编电话：010-82000860 转 8126		责编邮箱：hanbing@cnipr.com	
发行电话：010-82000860 转 8101/8102		发行传真：010-82000893/82005070/82000270	
印　　刷：北京九州迅驰传媒文化有限公司		经　　销：新华书店、各大网上书店及相关专业书店	
开　　本：720mm×1000mm　1/16		印　　张：13.5	
版　　次：2023 年 7 月第 1 版		印　　次：2023 年 7 月第 1 次印刷	
字　　数：210 千字		定　　价：88.00 元	

ISBN 978-7-5130-5715-8

目　录

第 1 章

CiteSpace 知识图谱的方法论功能

利用知识图谱可以挖掘、分析、绘制和显示知识间的相互关系,在组织内创造知识共享的环境,通过可视化来显示学科知识及其内在关联,从而最终达到促进知识交流和研究的目的。科学知识图谱始于 20 世纪 50 年代,距今已有几十年的研究历史。在科学知识图谱出现以前,科学计量学相关学者致力于寻找一种更具客观性、科学性、数据可用性和高效率的新方法来研究学科的结构与演变,从而代替传统的研究方法。在科学知识图谱出现以后,相关理论研究不断涌现,应用研究不断延伸。

1.1 研究工具

CiteSpace 可称为引文空间,是一款着眼于分析科学文献中蕴含的潜在知识,在科学计量学、数据可视化背景下逐渐发展起来的引文可视化分析软件。由于 CiteSpace 是通过可视化的手段来呈现科学知识的结构、规律和分布情况,因此也将通过此类方法分析得到的可视化图形称为科学知识图谱。

CiteSpace 的基本目的是从不同的角度(如国家或地区、权威机构、关键词等)来识别科学文献并进行可视化分析。近年来,随着 CiteSpace 的引入,我国各领域的学者都对其进行了运用,促进了不同领域研究的发展与进步。

1.2 核心原理

1. 哲学基础

托马斯·库恩的科学革命的结构给 CiteSpace 提供了哲学基础。库恩认为科学的推进是建立在科学革命基础上的一个无穷往复的过程，在这个过程中会出现一次又一次的科学革命，人们通过科学革命接纳新的观点。

库恩认为科学革命是新旧科学范式的交替和兴衰变化。科学认识中会出现危机，而危机所带来的新旧范式的转换都将在学术文献里留下印记。库恩的理论提供了一个具有指导意义的框架，如果科学进程真像库恩所洞察的那样，我们就应该能从科学文献中找出新旧科学范式兴衰的"足迹"。

2. 核心设计灵感——结构洞

伯特的结构洞和库恩的新旧科学范式转换在 CiteSpace 中得到了具体体现。库恩的新旧科学范式转换体现为一个又一个时间段所出现的聚类。聚类的主导色彩揭示了它们兴盛的年代。伯特的结构洞连接了不同聚类。

人们可以通过结构洞更深入地了解一个聚类如何连接到另一个几乎完全独立的聚类，以及哪个具体文献在新旧科学范式转换中起到了关键作用。结构洞的思想在 CiteSpace 中体现为寻找具有高度中介中心性的节点。这样，人们不再拘泥于具体论文的局部贡献，而是放眼于它们在学术领域整体发展中的作用。这恰恰是系统性学术综述所追求的飞跃。

1.3　数据下载

CiteSpace 的中英文数据有多种来源，主要有中国知网（CNKI）、中文社会科学引文索引（CSSCI）、Scopus、Web of Science、PubMed 等。下文仅对 CNKI 和 Web of Science 数据下载进行介绍。

（1）CNKI 数据下载。使用 CNKI 高级检索功能，文献来源可以选择期刊、会议、博硕士论文、报纸、年鉴等。还可以使用关键词检索，检索方式可以为主题、标题、篇摘等，此时需注意检索时间。若检索两个关键词，则可根据需要选择"并含"或者"或含"。若文献来源选择期刊，则对期刊来源可依据文献数量的多少或研究实际情况选择全部期刊或核心期刊等。由于在 CNKI 检索结果中包含新闻、标题、广告、会议通知和与所选关键词无关的文献等，需要在导出文献时逐页检查，对样本数据进行选择与剔除。

（2）Web of Science 数据下载。进入 Web of Science 官网，在数据来源方面选择核心合集数据库。输入关键词，关键词可以为标题、主题等；若检索多个关键词，则关键词之间的关系可以为"并含"或者"或含"等。再设置检索时间，检索字段的文献类型一般选择 Article。需要注意的是，在数据导出时，需要选择纯文本下的全记录与引用的参考文献。

1.4　知识图谱种类

CiteSpace 可以通过不同数据来源生成多种类型的知识图谱，具体的知识图谱种类包括共被引图谱中的文献共被引、作者共被引、期刊共被引知识图谱，以及国家或地区发文量分布、作者合作网络、机构合作网络、关键词共现、关键词聚类、关键词时区分布、关键词突现等知识图谱。下文对其中出现次数较多、比较重要的知识图谱加以分析。

1.　作者共被引知识图谱

作者共被引是指两个作者共同被其他文献引用的现象。利用 CiteSpace 计算共被引作者关系，可以得到作者共被引知识图谱（见图 1-1）。作者共被引知识图谱可以揭示出某个研究领域的学术共同体。

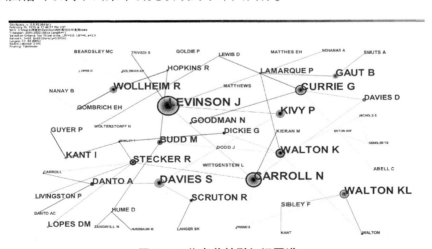

图 1-1　作者共被引知识图谱

例如，文献 A 同时引用了作者 C 和作者 D，那么作者 C 和作者 D 就是共被引关系。同时引用这两位作者的文献篇数称为共被引强度，此例中共被引强度为 1，因为只有文献 A 同时引用了作者 C 和作者 D。

再如，文献 A 和文献 B 同时引用了作者 C、作者 D 和作者 E，那么这三位作者就是共被引关系，此例中共被引强度为 2。作者的共被引关系会随时间的变化而变化。

2. 关键词共现知识图谱

研究主题热点可以通过高频关键词反映出来。关键词是一篇文献的核心内容概括，对文献关键词进行分析可以了解目标文献的主题。而一篇文献给出的几个关键词一定存在某种关联，这种关联可以用共现的频次来表示。一般认为，词汇对在同一篇文献中出现的次数越多，表示这两个主题的关系越紧密。共词分析法利用文献集中词汇对或名词短语共同出现的情况，来确定该文献集所代表学科中各主题之间的关系（见图 1-2）。

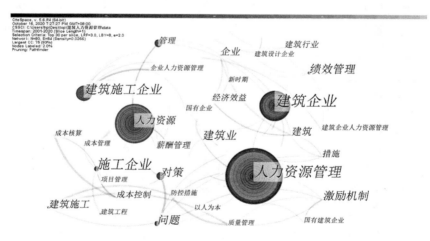

图 1-2　关键词共现知识图谱

3. 关键词聚类知识图谱

在关键词共现的基础上进行聚类分析处理，将表意相同的关键词归类为

不同模块，并将各个模块赋予标签显示出其关键词，可以方便掌握某个研究
领域的不同类别（见图 1-3）。在关键词聚类知识图谱中，数值越小，聚类中
包含的关键词越多，每个聚类是由多个紧密相关的词组成的。

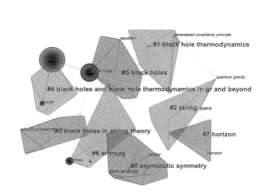

图 1-3　关键词聚类知识图谱

模块值 Q（Modularity Q）的大小与节点的疏密情况相关，一般认为 $Q>$
0.3 意味着聚类结构显著，Q 值越大，说明聚类效果越好，可以用来进行科学
的聚类分析。平均轮廓值 S（Silhouette）的大小可以用来衡量聚类的同质性，
一般认为 $S>0.5$ 时聚类是合理的，$S>0.7$ 时意味着聚类是令人信服的。S 值越
大，说明网络的同质性越高，表示该聚类是具有高可信度的。

── 💡 本 章 参 考 文 献 ────────────────────

［1］KUHN T S. The Structure of Scientific Revolutions ［M］. Chicago：University of
　　Chicago Press，1962.

［2］BURT R S. Structural holes and good ideas ［J］. American Journal of Sociology，
　　2004，110（2）：349-399.

［3］BURT R S. Structural Holes：The Social Structure of Competition ［M］. Boston：
　　Harvard University Press，1992.

第 $\textcircled{2}$ 章

医学人文领域

2.1　引言

医学人文作为一种以人文问题为导向的医学方法，旨在影响医学的性质与实践。在国外，医学人文领域最初形成三个问题域：①医学人文的问题驱动的研究方法；②如何将医学人文进一步纳入医学；③如何使医学人文成为医学决策的有效框架的方法。

人们开始关注医学人文对医学的影响主要有两个原因：①对疾病分子层次的还原改变了人们对诊断、预后和治疗的理解方式，这导致人们坚信医学应该是整体研究，或包括分子解释、诊断工具、治疗方法和患者护理等，目的是探索和理解人类疾病，以及总结对抗疾病的经验；②医学人文教育和人文关怀的研究滞后于生物医学技术的发展。

本章利用 CiteSpace，通过对 1974—2022 年 Web of Science 核心合集数据库中收录的有关医学人文方面的 751 篇文章进行分析，来研究国外医学人文研究历史、现状与发展趋势，为我国医学人文领域的研究以及开展医学人文教育提供相关依据。

2.2　研究方法与数据来源

本研究采用 CiteSpace 的知识图谱可视化分析的方法进行研究。数据来自 Web of Science 数据库，为提高文献的分析质量，选择核心合集数据库中收录的文献。检索策略：检索词为文章题名或包含 "medical humanities" 的关键词。共检索到相关文献 1315 篇，除去学位论文、会议记录、报纸、外文期刊等条目，经过数据清洗后，共计检索到文献 751 篇。检索时间跨度为 1974—2022 年，检索时间为 2022 年 5 月 11 日。

2.3 文献统计与图谱分析

2.3.1 文献发表学科/期刊分类统计

对检出的 751 篇文献按照学科分布进行分析，排名前 10 位的研究方向主要是 Ethics、Health Care Sciences Services 等（见表 2-1）。其中，Ethics 领域的文献占所有检出文献的 13.18%，排名第 2 位和第 3 位的分别占所有检出文献的 12.52% 和 12.38%。按照来源出版物分，文献主要刊载期刊分别是：*Social Science & Medicine*、*Academic Medicine*、*Scientometrics* 等。在排名前 15 位的期刊中，共发表文献 322 篇，占所有检出文献的 42.88%。根据布拉德福定律，核心区域包括的相关文献超过总量的 1/3，表示关于医学人文领域的文献已经形成国际化的期刊群，期刊分布涉及学科间的交叉融合态势。

表 2-1 国外医学人文领域文献学科分布

排名	研究方向	发文量/篇
1	Ethics	99
2	Health Care Sciences Services	94
3	Social Sciences, Biomedical	93
4	Education, Scientific Disciplines	87
5	Education & Educational Research	82
6	Public, Environmental & Occupational Health	71
7	Medical Ethics	67
8	History & Philosophy of Science	57
9	Information Science & Library Science	49
10	Social Issues	48

2.3.2 作者合作网络

在期刊上发表论文的总数在一定程度上代表了作者在该领域的学术地位，作者合作网络能够清晰地反映研究的核心作者群体及其合作关系。本研究运用 CiteSpace 对数据进行可视化分析，运行结果如图 2-1 所示。其中，字号和节点大小代表作者合作发文的数量，节点间的连线表示不同作者间的合作关系，连线的粗细代表合作的紧密程度。通过分析研究本领域的作者发文量和作者间的联系，可以发现高产作者（见表 2-2）及高影响力作者。

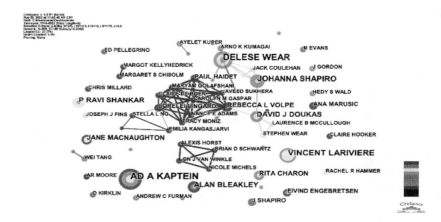

图 2-1　医学人文领域作者合作网络知识图谱

表 2-2　医学人文领域排名前 10 位的高产作者

排名	作者	年份	发文量/篇	合作度
1	AD A KAPTEIN	2009	11	2
2	DELESE WEAR	2007	9	6
3	VINCENT LARIVIERE	2009	8	3
4	JOHANNA SHAPIRO	2009	7	4
5	ALAN BLEAKLEY	2013	6	0
5	P RAVI SHANKAR	2007	6	2
5	DAVID J DOUKAS	2010	6	4
8	JANE MACNAUGHTON	2011	5	0

排名	作者	年份	发文量/篇	合作度
8	RITA CHARON	2010	5	0
8	REBECCA L VOLPE	2018	5	10

作者合作网络共包含 309 个节点和 150 条连线，网络密度为 0.0032。主要的合作群体由 DELESE WEAR、JOHANNA SHAPIRO 和 DAVID J DOUKAS 等人组成，这是合作作者最多的群体，且彼此间合作的紧密程度较强。从作者合作发文量上看，排名前 3 位的为 AD A KAPTEIN、DELESE WEAR 和 VINCENT LARIVIERE；合作发文量在 4 篇及以上的作者有 15 位。从作者的合作紧密程度上看，主要作者中的合作紧密程度较高，可以认为在相关领域内局部形成了严密成熟的合作网络。

2.3.3 机构合作网络

机构合作网络知识图谱诠释了本领域研究力量的空间分布。为了发现推动本领域研究发展的机构，本研究使用 CiteSpace 中的合作网络分析功能，挖掘研究机构的网络关系。该网络关系能够直观地反映机构间的合作情况，可以为科学地评价机构在学术范围内的影响力提供参考。

运用 CiteSpace 对数据进行可视化分析，时间跨度设定为"1974—2022"，时间间隔设定为"5"，节点类型选择"Institution"，其他选项为系统默认选项，运行可得到机构合作网络知识图谱，如图 2-2 所示。其中，节点大小表示该机构合作发表期刊论文的数量，节点间的连线表示不同机构间的合作强度。

机构合作网络知识图谱中共包含 291 个节点和 183 条连线，网络密度为 0.0043。从图 2-2 中可以看出，主要机构的合作网络分布较为均匀。为了深层次地分析研究机构的成果及合作关系，对图 2-2 进行进一步的数据挖掘，得到合作发文量排名前 10 位的高产机构（见表 2-3）。从机构的合作度来看，主要研究机构的合作紧密程度较高，说明现有研究已建立了较为成熟的机构合作网络。

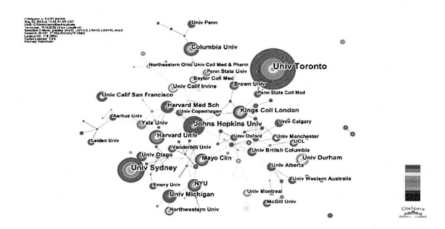

图2-2　医学人文领域机构合作网络知识图谱

表2-3　医学人文领域排名前10位的高产机构

排名	机构	年份	发文量/篇	合作程度
1	Univ Toronto	2005	42	4
2	Univ Sydney	2005	25	1
3	Johns Hopkins Univ	1999	18	7
4	Columbia Univ	1998	15	2
4	Harvard Univ	2009	15	3
6	Univ Michigan	2011	14	4
6	Kings Coll London	2004	14	6
8	Univ Durham	2002	13	2
8	Mayo Clin	2010	13	4
8	Harvard Med Sch	2017	13	4

　　对医学人文领域发表研究成果的机构进行分析，得出排名前10位的机构主要集中在美国（5所）、加拿大（3所）和英国（2所）。由此可以看出，欧美国家不仅重视医学技术领域的研究，而且对医学人文领域的研究也相当重视。

2.3.4　关键词共现网络

共词分析的主要途径之一便是提取目标文献的关键词、摘要等题录信息，通过词的共现关系形成直观的知识图谱，进一步通过对高频关键词的研究揭示一段时间内某领域研究的热点。

本研究阈值选择 g-index=25，进行关键词共现分析，在知识图谱中一共有 355 个高频关键词，形成 419 条连线。文献的热点关键词共现知识图谱如图 2-3 所示。其中，字号大小代表关键词共现的频次高低，节点间的连线表示不同时间内建立的联系，连线的粗细表示关键词共现的强度。可以看出，medical humanity 是最大的节点，humanity 和 medical education 次之。从时间跨度来看，humanity 和 empathy 出现的时间较早，随后是 care、health-care、community 等，这些词是医学人文领域的研究热点。可以看出，国际上在医学人文领域更重视人文护理、社区养老以及医学人文教育这三个方面。

新出现的 research ethics、covid-19 pandemic、arts-based training 和 descriptive skill 等关键词，可能成为未来研究的新方向。

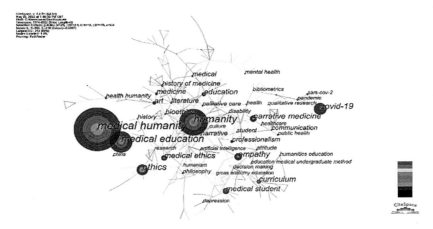

图 2-3　医学人文领域关键词共现知识图谱

关键词的中心度是衡量不同关键词在该研究领域中位置关系的重要指标，也是判断学者们关注焦点的重要依据。从代表节点网络位置重要程度的中心度指标中介中心性来看，culture、compassion 和 decision making 与其他热点关键词之间的通信较强，说明其经常处于和其他关键词通信的路径中，对文献之间的互引关系产生了积极作用（见表2-4）。

表 2-4 医学人文领域中介中心性排名前 10 位的关键词

排名	关键词	频次	中介中心性
1	culture	9	0.55
2	compassion	7	0.44
3	decision making	10	0.42
4	art therapy	1	0.41
5	humanity	124	0.36
5	art	26	0.36
7	attitude	14	0.35
8	health	10	0.30
9	ageing	2	0.25
10	student	13	0.23

2.3.5 关键词聚类分析

研究热点主题是特定学术领域学者关注的焦点，也是该领域在某一时期主要探讨问题的体现。关键词作为学术论文的重要组成部分，是论文精髓的凝练，经常被用来研究探讨某领域的热点问题。基于此，本研究采用CiteSpace 和对数似然比（LLR）算法进行关键词共现的聚类分析，以直观地反映医学人文领域的研究热点主题，其呈现的关键词聚类知识图谱如图 2-4 所示，色块（灰度）代表聚类的区域。节点 $N=355$，连线数 $E=1202$，网络密度 $D=0.0191$。图 2-4 中的模块值 $Q=0.4513$，说明该网络结构聚类效果较好；平均轮廓值 $S=0.7401$，说明聚类同质性较高，不同聚类划分较好。图 2-4 中展示的 10 种关键词聚类，#0 medical education、#1 medical humanities 和 #2 covid-19 排在前 3 位。排在前 5 位的聚类平均年份为 2001—2015 年，说明相关研究在此时期趋于成熟。其中，最大的聚类为 medical education，年份为 2008 年，共包含 48 个关键词，主要有 medical education、empathy、palliative care、qualitative research、medical students（见表 2-5）。

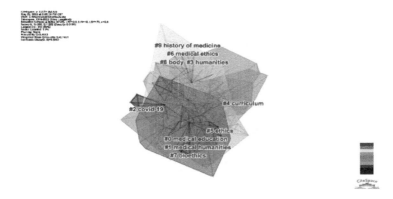

图 2-4　医学人文领域关键词聚类知识图谱

表 2-5　医学人文领域聚类的主要关键词

排名	聚类名	主要关键词	平均年份	关键词数量/个
1	medical education	medical education empathy palliative care qualitative research medical students	2008	48
2	medical humanities	medical humanities health humanities poetry medical anthropology tuberculosis	2011	45
3	covid-19	covid-19 pandemic bibliometrics coronavirus sars-cov-2	2015	41
4	humanities	humanities medicine philosophy interdisciplinarity narrative	2009	40

续表

排名	聚类名	主要关键词	平均年份	关键词数量/个
5	curriculum	curriculum education medical undergraduate methods humanities education medical clinical competence	2001	34

2.3.6 不同国家或地区学者研究主题分布

为了揭示不同国家或地区学者关注的研究主题的分布趋势，本研究利用 CiteSpace 的国家或地区合作和关键词共现分析功能，基于每篇文献的作者国别属性和关键词关系属性绘制二模混合网络。

在 CiteSpace 中将年份间隔区间（Slice）设置为 1 年，阈值选择 g-index ＝ 25，并在裁剪选项中设置 Pathfinder、Pruning the merged network 等参数，以关键词共现和国家或地区合作混合网络的方法为主，生成医学人文领域国家或地区和关键词混合网络知识图谱（见图 2-5）及关键词频次信息表（见表 2- 6）。图 2-5 中圆形节点代表国家或地区，加号节点表示关键词，网络中一共有 551 个节点和 1193 条连线。

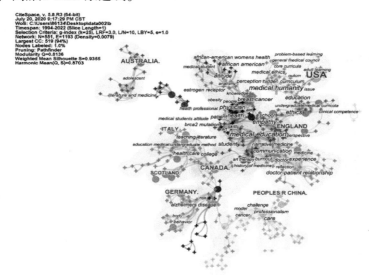

图 2-5 医学人文领域国家或地区和关键词混合网络知识图谱

表2-6 医学人文领域混合网络关键词频次信息

频次	突现频次	中介中心性	新颖性	关键词	国家或地区
315		0.24	1	medical humanity	
210	4.45	0.03	1.16		USA
117		0.06	1		ENGLAND
75	4.33	0.14	1.76	education	
57		0.27	1	medical education	
39		0.07	1	student	
37		0.25	1	care	
36		0.05	1	narrative medicine	
34		0.05	1	art	
30		0.29	1	health	
28		0.07	1		CANADA
27	3.79	0.04	1.16	humanity	
26		0.08	1		AUSTRALIA
23		0.04	1		GERMANY
23		0.18	1	empathy	
22		0.13	1	ethics	
22		0.10	1	health care	
21	4.13	0.09	1.43	curriculum	
20		0.04	1	medicine	
19		0.20	1	physician	

在医学人文领域，主要关键词有 medical humanity、education、medical education、student、care 等。其中，medical humanity 共现频次最高，为 315 次。从国家来看，USA（美国）的合作频次最高，为 210 次；其次为 ENGLAND（英国），合作频次为 117 次；CANADA（加拿大）的合作频次为 28 次。

从混合网络中不同国家或地区的结构分布来看，各个国家或地区之间分布界限清晰，分别位于知识图谱四周。其中，中国相关研究的关键词主要有 challenge、model、professionalism、cancer、care 等。美国相关研究的关键词主要有 adult learning、medical humanity、medical ethics、perception hidden curriculum 等。英国相关研究的关键词主要有 empathy、ethics、medical education、school、clinical competence 等。

2.3.7 关键词时区分布

为了从时间维度研究发展演进过程，本研究采用 CiteSpace 中的时区图对其进行分析。时区图能依据时间先后将文献的更新以及文献间的相互关系清晰地展示在以时间为横轴的二维坐标中，如图 2-6 所示。在时区图中，节点大小表示该关键词出现的频次，节点所处的年份表示该关键词首次出现的时间，节点间的连线表示不同关键词同时出现在一篇文献中，预示着不同时段间的传承关系。不同年份出现的文献数量代表该时间发表的研究成果，也说明该领域所处的时期或阶段。图 2-6 中，相关文献中出现频次最高的关键词（最大的节点）为 2001 年提出的 medical humanity。从图中不难看出，早期研究中的高频关键词还有 humanity、empathy、history of medicine 等。研究的相关概念跨度长，影响范围大，高频词集中在 1992—2008 年区间，说明此时期的研究热度较高，奠定了相关研究的基础。后续的研究逐渐提出了不一样的概念。最近几年的研究提出了 undergraduate medical education、psychiatry、research ethics 等新的关键词。

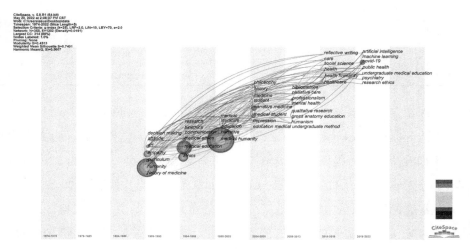

图 2-6 医学人文领域关键词时区知识图谱

2.3.8 结构性变异

软件的研发团队曾在《CiteSpace 知识图谱的方法论功能》一文中明确指出 CiteSpace 能够对特定领域文献（集合）进行计量，以探寻出学科领域演化的关键路径及其知识拐点，并通过绘制一系列可视化知识图谱来形成对学科演化潜在动力机制的分析和学科发展前沿的探测。

研发者的描述虽好，但有学者指出，关于 CiteSpace 功能的美好愿景与现实使用之间可能存在着"一条鸿沟"。其认为这条鸿沟的产生源于 CiteSpace 设计逻辑上本体论和方法论的"不对称性困境"。该软件设计理念的哲学基础是波珀的"三个世界"理论，按照该理论的观点，整个世界被划分为物理世界（世界 1）、精神世界（世界 2）、客观知识世界（世界 3）。CiteSpace 是通过将世界 3 中的知识内容进行知识图谱可视化来认识世界 1，在这里其本体论和认识论是相契合的。

但是，CiteSpace 的设计者在本体论层面利用了波珀的"三个世界"理论，在关于软件认识论的陈述中却使用了库恩的范式理论，这种认识论与本体论层面的不对称导致了其在方法论层面难以帮助实现"对学科演化潜在动力机制的分析和学科发展前沿的探测"。

CiteSpace 需要在认识论和方法论的陈述上，回归波珀的证伪主义。波珀的"三个世界"理论与其"证伪主义"密不可分。什么是好的理论？波珀认为其应该具有更大程度上的"可证伪性"。他把"可证伪性"作为衡量一种理论"科学性"的标准——可证伪性越强，科学性就越强，没有可证伪性，就没有科学性。如果一切科学理论都将被证伪，那么科学何以进步呢？波珀认为，理论表述的经验对象越普遍，经验内容越精确，那么它的可证伪度越高。

如何完成认识论层面的回归呢？波珀认为理论覆盖范围越广就越可证伪，因而就更优越，因此应该使用 CiteSpace 寻找与现有知识背景具有广泛连接的理论，其因为具备更高的可证伪度，所以是更有价值的理论。新的科学出版物大量涌现，而我们阅读、分析和综合科学知识的能力却远未跟上，因此我们需要增加信息，这些信息可以有效地指导我们通过快速增长的知识空间。所以，我们感兴趣的是发表的科学论文中通常可证伪和可衍生的信息，这些信息或想法可以提供更加新颖的理论预测。

基于此，陈超美在《结构变异对引文计数的预测效应》一文中似乎已经完成了认识论和方法论层面的"波珀回归"。在方法论层面利用的是 CiteSpace 提供的结构性变异分析。此分析是基于"科学知识的发展是新发表科学文献所承载的一系列新的思想与现有知识结构之间相互作用的过程"的构架，以及"若一种新思想连接了之前互不相干的知识板块，则它比那些囿于现有知识结构中较为成熟路径的思想更具变革潜质"的判断。其中，"连接了之前互不相干的知识板块"说明这种新理论包含的对象更普遍，描述更精确，换言之，由于信息量和可证伪度成正比，导致这种新理论的可证伪度更高。这种功能上的修正使我们能够找到"可证伪度更高"的理论，并且由于遵循了证伪主义的方法论，更加契合作为 CiteSpace 本体论的"世界3"理论。

CiteSpace 证伪主义的方法旨在提供具体的证据线索，以说明一个想法对于当前科学领域的知识结构而言是新颖的。科学知识的发展是新发表的科学论文中所传达的一连串"可证伪度高"的新想法和知识结构相互作用的过程，每个新想法都可能"证伪"当前的知识结构。对一个想法的潜在价值或"可证伪度"的预测，可以根据该想法所引入的结构变化的程度进行计算。在这种情况下，CiteSpace 称这种方法为"结构变异模型"。

2.3.9 结构变异模型

引文网络中的结构变异模型主要用于衡量一篇新论文被引入网络后对现有网络结构的影响。结构变异模型的理论基础在很大程度上是科学发现可以被概念化为知识空间中边界跨越、中介和综合机制的结果，其基本假设是偏离当前知识结构程度的，是科学中潜在变革思想的必要条件。结构变异模型主要包括三个测度结构变异程度的指标，分别是模式性变化率、聚类间链接变化率、中心性分散度。

模式性变化率指标是指施引文献导致知识基础网络连线增加的情况。可以通过该指标的大小，判断施引文献对网络结构变异的影响程度，该指标的数值越大，施引文献导致学科发展发生变革的潜在影响力就越大，这样的施引文献就越可能是这一领域的研究前沿文献。本研究对医学人文领域的文献进行模式性变化率分析，一共识别出 6 篇模式性变化率大于 0 的文献，见表 2-7。

表 2-7　医学人文领域文献的模式性变化率

排名	模式性变化率	文献
1	48.48	Chisolm Margaret S, 2020, FAM MED, V52, P736, DOI 10.22454/FamMed.2020.622085
2	23.94	Smydra R, 2021, J CANCER EDUC, V0, P0, DOI 10.1007/s13187-021-02058-3
2	23.94	Thacker N, 2021, MED HUMANIT, V0, P0, DOI 10.1136/medhum-2020-012127
2	23.94	Fernandez Nicole J, 2021, J VET MED EDUC, V0, P0, DOI 10.3138/jvme-2020-0096
5	22.72	Agarwal Gauri G, 2020, J MED HUMANIT, V41, P561, DOI 10.1007/s10912-020-09652-4
5	22.72	Rana J, 2020, CLIN TEACH, V17, P136, DOI 10.1111/tct.13130

其中，Chisolm Margaret S（2020）一文的模式性变化率最大，为 48.48。将该文引入文献共被引网络后，其施引文献使网络连线增加明显，该文链接的文献主要分布在#2 聚类（见图 2-7）。Smydra R（2021）的模式性变化率为 23.94，将该文引入文献共被引网络后，其施引文献使网络连线增加明显，该文链接的文献同样主要分布在#2 聚类（见图 2-8）。Chisolm Margaret S（2020）提出一种基于"艺术博物馆"的创新医学人文教育的教学模式。Smydra R（2021）则综述回顾了将艺术和人文学科嵌入医学院课程的方法和研究。

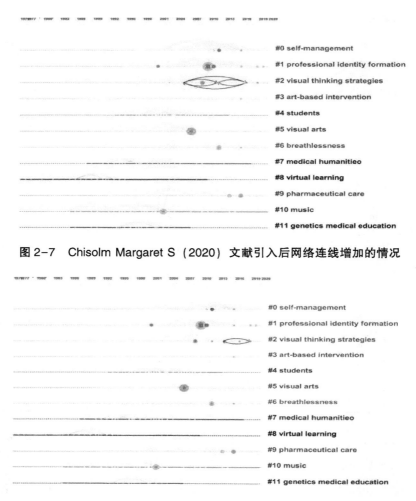

图 2-7 Chisolm Margaret S（2020）文献引入后网络连线增加的情况

图 2-8 Smydra R（2021）文献引入后网络连线增加的情况

聚类间链接变化率主要表征施引文献影响基础网络节点连线在不同聚类之间的跨度情况。该指标的值越大，说明施引文献吸收了越多学科主题知识基础，其交叉属性越强，从而越有可能成为代表研究前沿的文献。本研究对医学人文领域的文献进行聚类间链接变化率分析，发现聚类间链接变化率大于 0 的文献一共有 7 篇，见表 2-8。

表 2-8　医学人文领域文献的聚类间链接变化率

排名	聚类间链接变化率	文献
1	10.53	Rana J, 2020, CLIN TEACH, V17, P136, DOI 10.1111/tct.13130
2	8.70	Agarwal Gauri G, 2020, J MED HUMANIT, V41, P561, DOI 10.1007/s10912-020-09652-4
3	8.57	Chisolm Margaret S, 2020, FAM MED, V52, P736, DOI 10.22454/FamMed.2020.622085
4	7.14	Fernandez Nicole J, 2021, J VET MED EDUC, V0, P0, DOI 10.3138/jvme-2020-0096
5	5.13	Thacker N, 2021, MED HUMANIT, V0, P0, DOI 10.1136/medhum-2020-012127
6	4.55	Smydra R, 2021, J CANCER EDUC, V0, P0, DOI 10.1007/s13187-021-02058-3
7	2.43	Dennhardt S, 2016, MED EDUC, V50, P285, DOI 10.1111/medu.12812

其中，将 Rana J（2020）一文引入文献共被引网络后，其施引文献主要分布在 #2 聚类（见图 2-9），说明该文献吸收了多个学科主题知识基础，具有较强的交叉属性，更可能成为代表研究前沿的文献。Rana J（2020）综述了利用艺术教育来提升视觉诊断效果的研究，指出艺术或医学人文正在被越来越多地用于医务人员的教育过程。

中心性分散度测度施引文献导致的知识基础网络中节点的中介中心性分布的变化程度。中心性分散度的值越大，施引文献对基础网络中原有节点的中介中心性分布情况的影响就越大，就越容易成为研究热点文献。本研究对医学人文领域的文献进行中心性分散度分析，发现中心性分散度大于 0 的文献一共有 3 篇，见表 2-9。

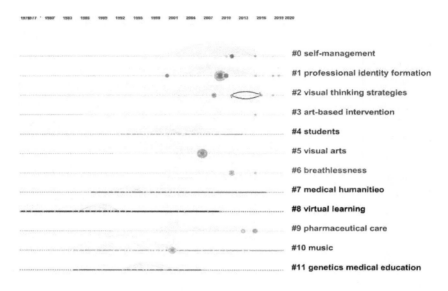

图 2-9 Rana J（2020）在网络中的结构情况

表 2-9 医学人文领域文献的中心性分散度

排名	中心性分散度	文献
1	0.89	Reisman Anna B, 2006, J GEN INTERN MED, V21, P1109, DOI 10.1111/j.1525-1497.2006.00550.x
2	0.32	Myers Kimberly R, 2012, ACAD MED, V87, P1132, DOI 10.1097/ACM.0b013e31825cee9b
3	0.04	Dennhardt S, 2016, MED EDUC, V50, P285, DOI 10.1111/medu.12812

　　其中，将 Reisman Anna B（2006）一文引入文献共被引网络后，施引文献对原共被引网络中节点的中介中心性分布影响最大，使网络的连线增加，跨越了 #0、#7 两个聚类（见图 2-10），所以，从中心性分散度指标来看，该文更容易成为医学人文领域的研究热点文献。Reisman Anna B（2006）从叙事医学的视角，研究医生写作能力的培训对其专业能力和好奇心的影响，文章的主题包括焦虑、同情和治愈能力等。

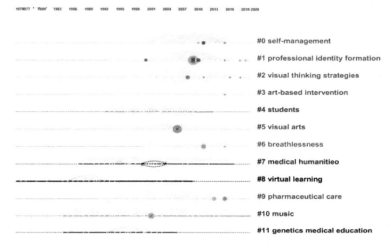

图 2-10　Reisman Anna B（2006）在网络中的结构情况

综合模式性变化率、聚类间链接变化率、中心性分散度三个指标来看，Rana J（2020）、Agarwal Gauri G（2020）、Chisolm Margaret S（2020）、Fernandez Nicole J（2021）、Thacker N（2021）、Smydra R（2021）等文献与其他文献相比，其模式性变化率、聚类间链接变化率指标值均较高，所以这些文献在未来更具影响力，可以重点关注。并且值得注意的是，这些潜在影响力文献关联的文献集中分布于#2 聚类，所以#2 聚类是当前和未来学者们研究的重点前沿问题。

2.3.10　知识基础变迁

学科领域通常由科学知识的基本概念、基本原理等要素构成。合理、有效地利用学科知识基础可以揭示学科内部不同知识体系之间的联系和发展规律。本研究将医学人文领域 1974—2022 年的文献按 1974—2000 年、2001—2010 年、2011—2022 年三个阶段进行划分，利用 CiteSpace 分别绘制不同阶段的知识基础结构。

对医学人文领域三个阶段的知识基础结构进行分析可以发现，该领域的知识基础和主要领域呈现多元化发展。其中，医学人文领域在 1974—2022 年的核心研究一直主要集中在 "#2 Medicine，Medical，Clinical" 学科主题上，不过从 2011 年开始，医学人文领域的主题出现多元化发展，"#2 Medicine，Medical，Clinical"与"#4 Molecular，Biology，Immunology"和"#6 Psychology，Education，Health"两个学科主题的交叉研究越来越突出。从每个阶段的知识基础来看，医学人文领域相关研究的知识基础越来越丰富。1974—2000 年有 3 个知识基础领域，2001—2010 年有 5 个知识基础领域，2011—2022 年有超过 10 个知识基础领域。2011 年以来，医学人文领域引用"#1 Systems，Computing，Computer""#8 Molecular，Biology，Genetics"等学科主题的相关研究越来越多，这突出表现出医学人文领域的学科交叉性越来越强。

2.4 总结与展望

回顾近百年来医学人文学科的发展历程，第一次浪潮的时间是 1900—1960 年，特点是从静水深流到涟漪漾起；第二次浪潮的时间是 1961—1980 年，特点为生命伦理学掀起了浪潮；第三次浪潮的时间是 1981 年至今，特点为医学人文浪潮的全球化。

第三次浪潮呈现出医学人文学科的多元化、全球化发展趋势，更加关注不同文化之间的交流与对话；医学人文学科成为医学教育改革的重要内容；医学人文学科的批判性加强，从伦理学的辩护走向"生命政治学"与"美学批评"以及"健康人文概念"的提出。从 2011 年开始，医学人文领域的几个主题的交叉研究越来越突出，这些主题包括分子学、生物学、免疫学、心理学、教育、健康。医学人文领域涉及应用系统、计算主义、人工智能、分子和生物遗传学等方面的研究越来越多，这显示了医学人文领域的学科交叉性越来越强。

从发文情况看，医学人文主题文章发文量呈逐年递增趋势，人们对医学人文主题的研究呈现蓬勃发展态势，相关研究主题受到越来越多研究者的重视。但整体而言，该主题每年发文量相较于临床相关研究发文量仍有较大差距，人们对医学人文的研究还有很大的发展空间。因此，未来的研究者除了关注医疗技术的研究，也不能忽视对医学人文的关注，这既是医学发展的必然需要，也对研究者自身素质的提高具有良好作用。

　　医学人文是 20 世纪兴起的以反思医学目的、维护医学尊严、坚守医学良知等为内容的学术思潮、教改实践和文化运动。对整体医学人文主题文献进行分析发现，1974—2022 年，学界在该领域研究的热点主要有针对医学人文元理论、医学人文教育的研究，以及关注医患关系、医患沟通、医学模式发展的研究。在当前的"大健康"时代，医学服务开始从预防、治疗疾病发展为对生命全过程健康的关注，追求的不仅是个体的身体健康，还包含其精神、心理、生理方面以及社会、环境、道德等方面的完全健康，人文社会因素对健康的影响越来越大。在新的医学模式下，不仅要求医生用医疗技术对患者进行诊治，更要求医生从患者心理及社会因素的角度综合考虑，为患者提供全方位的医疗服务。在生物心理社会医学模式被提出的数年间，医学人文研究的范围不断扩大，患者对医学人文的需求也不仅停留在心理层面，更加丰富的医学人文理念正被渴求。

　　国外医学人文研究近 50 年发展较快，但整体规模较小，在当前研究的新形势下，医学人文领域有着巨大的发展潜力和空间，也迫切需要更多的研究者去关注并投入研究。研究者可重点关注医学人文教育、医学人文关怀、医患沟通、医学伦理等研究方向。

　　更加值得注意的是，躯体健康、智力健康、心理健康和德性健康状态是人生健康状态的关键组成部分，是人所具有的内在价值的主要载体。健康是一个动态的评价性概念，这种评价性概念从直观性评价到技术性评价再到价值性评价，中间贯穿了感性、知性和德性的力量。包含以上要素的综合健康评价，也应该成为当前和未来很长时间值得关注的医学人文研究的重要领域。

📖 本章参考文献

［1］ CHIAPPERINO L, BONIOLO G. Rethinking medical humanities ［J］. Journal of Medical Humanities, 2014, 35 (4): 377-387.

［2］ SELF D J. The educational philosophies behind the medical humanities programs in the United States: An empirical assessment of three different approaches to humanistic medical education [J]. Theoretical Medicine, 1993, 14 (3): 221-229.

[3] WANG N, WANG J G. Exploration of Application Path of Medical Humanistic Care in Medical Practice [C]. 2017 3rd ICCE International Conference on Social Science, 2017.

[4] TURTON B M, WILLIAMS S, BURTON C R, et al. Arts-based palliative care training, education and staff development: A scoping review [J]. Palliative Medicine, 2018, 32 (2): 559-570.

[5] 波珀. 科学发现的逻辑 [M]. 查汝强, 邱仁宗, 译. 北京: 科学出版社, 1986: 15.

[6] CHEN C. Predictive effects of structural variation on citation counts [J]. Journal of the American Society for Information Science and Technology, 2012, 63 (3): 431-449.

[7] CHISOLM M, KELLY-HEDRICK M, STEPHENS M, et al. Transformative learning in the art museum: A methods review [J]. Family Medicine, 2020, 52 (10): 736-740.

[8] SMYDRA R, MAY M, TARANIKANTI V, et al. Integration of arts and humanities in medical education: A narrative review [J]. Journal of Cancer Education, 2021: 37 (4): 1-8.

第 3 章

医学人文教育领域

3.1 引言

医学人文教育融合了科学主义和人文主义两种医学教育理念，通过对医学生综合人文素质的培养，进一步提升医疗服务的人性化水准，以期适应社会高速发展下对医学的新需求。为了进一步探究我国医学人文教育领域的研究脉络，把握该领域的研究动态，本研究利用 CiteSpace 可视化分析工具，通过分析 2012—2022 年 Web of Science 数据库核心期刊中发表的有关医学人文教育的 673 篇文章，来梳理医学人文教育研究的历史、现状与发展趋势，为我国的医学人文教育及其研究提供相关的依据。

3.2 研究方法与数据来源

本研究采用 CiteSpace 的知识图谱可视化分析的方法进行研究。数据来自 Web of Science 数据库，为提高文献的分析质量，选择核心合集数据库中收录的文献。检索策略：以"medical humanities education"为主题词在数据库中进行检索，最终得到 673 篇相关文献。检索时间跨度为 2012—2022 年，检索时间为 2022 年 6 月 26 日。

3.3 文献统计与图谱分析

3.3.1 文献数量分布

一段时间内的医学人文教育领域发表的学术文献数量，在一定程度上能

基于CiteSpace的医学人文和生命文化文献计量研究　>>

够反映该领域学术研究的理论水平，同时也可以及时体现出社会发展与该领域之间的互动关系。因此，可以通过文献数量变化来预测某领域研究的发展趋势并做出合理的动态分析。医学人文教育领域发文量年度分布情况如图3-1所示。

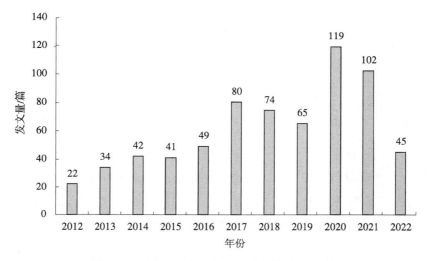

图3-1　医学人文教育领域发文量年度分布情况

如图3-1所示，2012—2021年，有关医学人文教育研究的文献数量大致处于波动上升的状态。在2016年以前，发文量均在50篇以下。在2016年以后，发文量增加较为明显，特别是在2016—2017年以及2019—2020年这两个时间段中发文量急速上升，并在2020年达到顶峰（119篇）。虽然在2021年发文量有小幅回落，但变化幅度并不明显，说明2020年以后，国际上对于医学人文教育研究的重视程度及研究热度持续走高。由于检索时间在2022年6月，因而2022年的数据并不完整。

3.3.2　国家或地区发文量分布

通过对国家或地区发文量的统计，可以快速了解近年来各个国家或地区关于医学人文教育研究的发文趋势以及国家或地区间的合作程度。利用CiteSpace的可视化功能，节点类型选择country，绘制出医学人文教育领域国家或地区合作网络知识图谱，如图 3-2 所示。

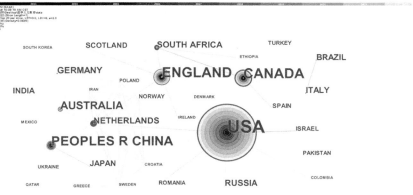

图 3-2　医学人文教育领域国家或地区合作网络知识图谱

注：土耳其（Turkey）的英文简称已改为 Türkiye。

在医学人文教育领域近些年的研究中，文献主要来源于美国、英国、加拿大、中国、澳大利亚等 33 个国家，发文量分别为 253 篇、72 篇、71 篇、53 篇、27 篇等。各国家间合作较为紧密，合作联系共 39 条。其中，美国的节点最大，发文量遥遥领先，并且处于合作中心，其与加拿大、英国等共同构成了网络核心节点。与来自美国的学者合作较为密切的有俄罗斯、荷兰、罗马尼亚、以色列、哥伦比亚等国的学者。与加拿大各研究机构合作较为密切的有南非、意大利、西班牙、丹麦等国。值得注意的是，虽然荷兰的发文量在整体上并不突出，但其中介中心性在所有国家中排在首位，与中国、英国、波兰等 9 个国家均有合作关系。

3.3.3　作者合作网络

利用 CiteSpace 可以绘制出医学人文教育领域研究文献的作者合作网络知识图谱，以此查看作者在合作网络中的重要性指标以及网络属性。本研究设置节点类型为 Author，时间跨度为 2012—2022 年，时间间隔为 1 年，Top 值设为 15，以此为基础绘制作者合作网络知识图谱（见图 3-3）。

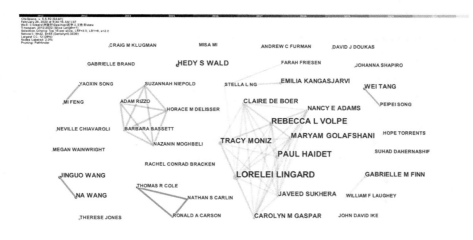

图 3-3　医学人文教育领域作者合作网络知识图谱

在作者合作网络中，共出现了 42 位作者，作者间连线为 55 条，作者合作关系较为紧密。其中包括了 7 个研究合作团队，以 REBECCA L VOLPE 和 LORELEI LINGARD 等作者为中心的研究团队规模最大，共包括 9 位作者；以 ADAM RIZZO 等作者为中心的合作团体包括 5 位作者；其他的合作团队规模较小。从作者的合作度上看，主要作者的合作度较高，在医学人文教育相关研究领域内局部形成了严密成熟的合作网络。

在作者发文量方面，医学人文教育领域内的作者发文量较为平均，极差较小，最大的发文量为 6 篇。发文量在 4 篇及以上的作者为 LORELEI LIN-GARD、PAUL HAIDET、REBECCA L VOLPE、TRACY MONIZ、HEDY S WALD、MARYAM GOLAFSHANI。其中，LORELEI LINGARD 认为医学人文学科作为一个整体，不能简单地根据描述性类别对其进行系统化区分。概念分析支持建立一个概念框架，在该框架中，医学教育中的艺术和人文学科的重点可以同与其相关的教学和学习认知功能一起映射。在话语分析中，其发现艺术与人文和医学之间的关系有三种主要的构建方式，分别是内在的、加性的和治疗性的。PAUL HAIDET 主要研究了艺术在医学教育中的重要性，他认为艺术具有独特的品质，有助于创造新颖的方式吸引学习者。这些新颖的参与方式可以培养学习者发现和创造关于各种主题的新含义的能力，这反过来又可以带来更好的医疗实践。在每个步骤中，教师的具体行动都可以增强学习者进入下一步的潜力。当学习者参与到一个群体的环境中时，这一过程可以得到加强，而这个群体本身也可以经历变革。

3.3.4　机构合作网络

本研究利用 CiteSpace 对医学人文教育领域的主要机构发文量进行知识图谱绘制，得到机构合作网络知识图谱，如图 3-4 所示。

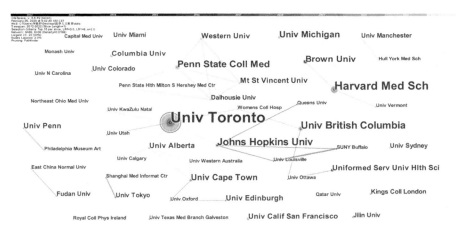

图 3-4　医学人文教育领域机构合作网络知识图谱

在医学人文教育领域内，机构合作网络密度为 0.0168，表明机构间的合作较为松散。发文量排在前 5 位的机构有 Univ Toronto、Harvard Med Sch、Univ British Columbia、Johns Hopkins Univ、Penn State Coll Med，其发文量分别为 28 篇、11 篇、8 篇、8 篇、7 篇。数据显示，Univ Toronto 从 2013 年开始研究医学人文教育相关内容，该机构为了证明医学人文学科正日益被认为对医学教育和医学实践产生积极影响，搜索了加拿大、英国和美国所有医学院的课程网站，并计算了平均排名。结果表明，加拿大、英国和美国医学院的医学人文课程的范围与内容各不相同，医学院教学质量与医学人文课程之间似乎存在反比关系。Harvard Med Sch 的发文量排在第 2 位，其提供了具体的例子，说明如何以创新的方式实现 Web 2.0 和其他工具的启示，以帮助实现医学人文学科的技能发展。其研究可以为希望接受技术强化学习的医学人文教育者提供重要的概念背景，并为在线或混合教学环境重新构想或重新设计医学人文教育提供方法。

3.3.5　关键词共现网络

在 CiteSpace 中，将时间间隔设置为 1 年，并设置 Top 值为 20，在裁剪选项中设置 Pathfinder、Pruning the merged network 等参数，其他选项为默认设置。以关键词共现网络的方法为主，生成医学人文教育领域关键词共现知识图谱（见图 3-5）和关键词共现频次表（见表 3-1）。

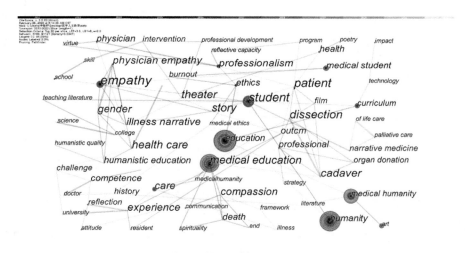

图 3-5　医学人文教育领域关键词共现知识图谱

表 3-1　医学人文教育领域关键词共现频次

排名	关键词	频次	中介中心性
1	education	179	0.29
2	humanity	178	0.14
3	medical education	162	0.15
4	medical humanity	131	0.13
5	student	102	0.61
6	empathy	70	0.48

排名	关键词	频次	中介中心性
7	art	66	0.05
8	medical student	65	0.14
9	curriculum	63	0.19
10	care	49	0.21
11	professionalism	47	0.24
12	ethics	45	0.20
13	school	31	0.03
14	health	30	0.16
15	physician	29	0.10
16	impact	26	0.01
17	narrative medicine	24	0.09
17	reflection	24	0.15
17	skill	24	0
20	communication	22	0.12

主题词 education、humanity、medical education、medical humanity 的节点非常突出，出现频次排在前列，分别为 179 次、178 次、162 次、131 次。可以看出，随着医学模式的转变，现代医学教育越来越强调医学人文在医学教育和医疗实践中的重要作用。

与高校相关的关键词包括 student、medical student、curriculum、university、undergraduate medical education 等，对于作为开展医学人文教育主要平台的高校，相关文献给出的建议主要集中在强化顶层设计、改变教育观念、定位人才培养目标和方向、整合人文课程资源、优化人文课程体系等方面。

关于相关课程的关键词有 history、bioethics、medical ethics、literature 等，体现出课程的多元化设计可以更好地渗透在医学人文教育中，提高医学人文教育水平。

从代表节点促进作用的中介中心性指标来看，关键词 student、patient、empathy、story 等的中介中心性较高，表明它们与其他关键词之间的联系较为紧密，其经常处于和其他关键词通信的路径中，对文献之间的互引关系产生了积极作用。

3.3.6 关键词聚类分析

在关键词共现网络的基础上点击"Cluster"，可生成医学人文教育领域关键词聚类知识图谱，如图 3-6 所示。

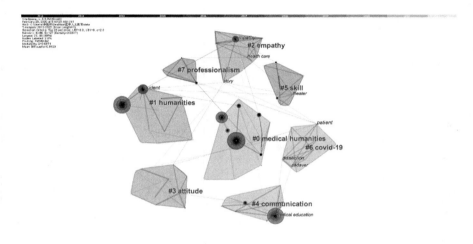

图 3-6 医学人文教育领域关键词聚类知识图谱

在关键词聚类知识图谱中，出现了 86 个节点和 127 条连线，模块值 $Q=0.6971$，说明该网络结构聚类效果较好。平均轮廓值 $S=0.8123$，表明聚类同质性较高，不同聚类划分较好。

对样本文献的关键词进行聚类分析共生成 8 个模块，代表 8 个研究方向，分别为#0 medical humanities、#1 humanities、#2 empathy、#3 attitude、#4 communication、#5 skill、#6 covid-19、#7 professionalism。8 个模块之间连线较多，联系较为紧密，以下对一些重点模块所包含的关键词进行主要分析。

#0 和#1：这两个聚类出现的时间分别为 2014 年和 2015 年。#0 主要包括 education、medical humanity、art、medical student 等 15 个关键词，#1 主要包括 narrative medicine、science、undergraduate medical education、interdisciplinary 等 13 个关键词。

#3：该聚类出现的时间为 2015 年。主要包括 reflection、attitude、experience、competence 等关键词，这里的 attitude（态度）主要指学习态度，学习态度至关重要，正面积极的学习态度有助于获得事半功倍的效果，也是开展医学人文教育的关键。

#6：主要包括 covid-19、dissection、strategy、patient、level 等关键词。

3.3.7　关键词时区分布

在关键词共现知识图谱的基础上点击"Time-Line View"，生成医学人文教育领域关键词时区知识图谱（见图 3-7）。

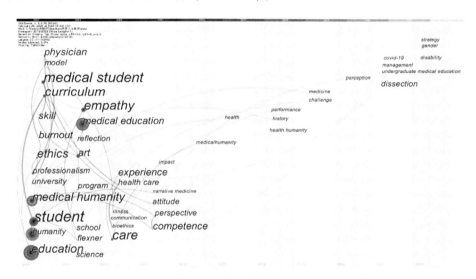

图 3-7　医学人文教育领域关键词时区知识图谱

在医学人文教育领域，新增关键词首先出现于 2012 年，且 2012 年出现的关键词数量最多，其中包括节点较大的关键词 education、humanity、student 等。同时也可以看出，关键词较多地出现于 2012—2016 年，说明这一时间段学者们对医学人文教育的研究较为集中，研究热度较高，奠定了相关研究的基础。2017—2020 年出现的关键词数量较少，但关于健康的关键词比较突出，如 health、health humanity 等。2021—2022 年新增关键词数量明显增多，包括 strategy、undergraduate medical education、dissection 等，还出现了 covid-19 等体现时事的关键词，体现出医学人文教育领域内的研究学者紧跟时代发展，研究内容较为前沿。

3.3.8 关键词突现分析

突现词是指出现频次在短时间内突然增加或者使用频次明显增多的关键性术语。通过对突现词进行分析，可以探究医学人文教育领域研究的发展趋势和前沿热点。在关键词共现网络的基础上进行突现词知识图谱绘制，如图3-8所示。

Keywords	Year	Strength	Begin	End	2012 — 2022
model	2012	2.5361	2012	2014	
physician	2012	3.3446	2012	2015	
university	2012	1.7605	2012	2014	
skill	2012	6.1309	2012	2017	
medicalhumanity	2012	1.9413	2013	2016	
school	2012	2.209	2013	2017	
college	2012	1.8775	2013	2015	
health care	2012	2.1959	2014	2015	
doctor	2012	2.0439	2015	2017	
humanistic education	2012	2.0977	2015	2016	
perspective	2012	3.1518	2015	2016	
theater	2012	2.0977	2015	2016	
patient	2012	2.0977	2015	2016	
medical ethics	2012	1.9266	2016	2018	
health humanity	2012	3.0618	2017	2018	
history	2012	3.7439	2017	2018	
competence	2012	2.5525	2018	2020	
technology	2012	3.5558	2019	2020	
impact	2012	2.7923	2020	2022	
attitude	2012	4.1465	2020	2022	
communication	2012	3.1704	2020	2022	

图 3-8 医学人文教育领域突现词知识图谱

图 3-8 显示出了 2012—2022 年 21 个最具有引用激增性的关键词，图中颜色较深的色块清晰地呈现出各突现词的起止时间和演进历程。可以看出，在 2017 年及以前，出现的突现词较多，包括 model、physician、skill、school、college 等关键词。其中，突现词 skill 持续时间最长，为 6 年；school 持续时间为 5 年。在 2017 年以后，新增的突现词较少，且持续时间较短，大约为 3 年。而突现词 impact、attitude、communication 从 2020 年开始出现，并持续至今，

相关研究仍属于近期的热点内容。

3.4　总结与展望

医学人文教育，是随着医学科技进步、社会发展、人们认知变化而发展的教育，医学人文教育必须被纳入医学生的培养目标并贯穿医学教育的全过程。本研究通过可视化分析，对 Web of Science 核心合集数据库中 2012—2022 年发表的以医学人文教育为主题的关键词进行热点及趋势分析，得出以下结论：一是当前医学人文教育研究热点主要集中在医学生人文精神培育、医学人文教学模式改革、医学人文教育实践等主题；二是当前医学人文教育的研究趋势主要是对医学人文教育内涵的深入、各医学人文教育教学模式的构建及筛选、新时代下医学人文教育的发展等方向。综上，医学人文教育的发展需要结合时代背景的需求，明确医学教育内涵理念，改革创新教学模式并将其运用于实际教学中。

── 📖 本 章 参 考 文 献 ──────────────────

［1］DENNHARDT S, APRAMIAN T, LINGARD L, et al. Rethinking research in the medical humanities：A scoping review and narrative synthesis of quantitative outcome studies［J］. Medical Education, 2016, 50（3）：285-299.

［2］HAIDET P, JARECKE J, ADAMS N E, et al. A guiding framework to maximise the power of the arts in medical education：A systematic review and metasynthesis［J］. Medical Education, 2016, 50（3）：320-331.

［3］HOWICK J, ZHAO L, MCKAIG B, et al. Do medical schools teach medical humanities? Review of curricula in the United States, Canada and the United Kingdom［J］. Journal of Evaluation in Clinical Practice, 2022, 28（1）：86-92.

［4］KEMP S J, DAY G. Teaching medical humanities in the digital world：Affordances of technology-enhanced learning［J］. Medical Humanities, 2014, 40（2）：125-130.

［5］王晨，龙艺，胡安霞，等. 全国高等院校医学人文教育现状与对策研究

　　　　［J］. 医学与哲学，2022，43（5）：61-66.

［6］苏凤，梁红敏，樊文星，等. 医学人文教育现状相关研究的文献计量分析
　　　　［J］. 医学教育研究与实践，2022，30（3）：266-269，284.

［7］房宏君. 基于 CSSCI 的人力资源研究可视化分析［J］. 科技进步与对策，
　　　　2012，29（10）：132-137.

［8］李作学，张传旺，李文雅. 基于知识图谱的突发公共卫生事件研究可视化分
　　　　析［J］. 经营与管理，2022（4）：87-96.

第 4 章

生命哲学领域

4.1 引言

　　21 世纪以来，生命哲学的研究主题有一定的变化。国外学者对生命哲学从宏观与整体的研究视野研究人的生命、思想等相关问题，从多学科角度探讨生命存在、生命解放与自由、生命伦理与异化等论题。而国内学者近 30 年关于生命哲学的研究则以具体而微的视野集中在三个领域：①中国生命哲学与西方生命哲学形成和发展的社会背景的比较。生命哲学同其他哲学样式一样，深受其所存在的社会背景的影响，具有鲜明的时代性、民族性与地域性特征。探讨中国生命哲学与西方生命哲学所处的不同政治、经济、文化、生态等社会背景，可以揭示两种生命哲学发端与发展的不同外在因素。②中国生命哲学与西方生命哲学的认识论和方法论的比较。中国文化很早就注重对生命自身的思考，对于人与人之间、人与自然之间以及人的精神和肉体之间的关系进行了深刻反思，其思维方式倾向于抽象思维或感性思维。而西方文化更注重从对象（物质世界）着手，探索或求证本源，偏重于逻辑思维或理性思维。国内学者从哲学认识论和方法论入手，探究中国生命哲学与西方生命哲学之间差异形成的原因。③中国生命哲学与西方生命哲学的价值论的比较。从某种意义上讲，西方哲学体现出虔诚的宗教情怀，而中国哲学则表达出浓重的人文情怀，在面对生命的问题上，这种分野尤为明显。中国生命哲学注重现世之生，"未知生，焉知死"；西方生命哲学自柏拉图到海德格尔追求的都是"死亡的练习""向死而生"。中国生命哲学追求的是一种中庸和谐的境界，注重心和性的概念及其修养；西方生命哲学关注原始性生命力的爆发，注重意志、创造力以及激情等因素。从价值哲学入手，探究中国生命哲学与西方生命哲学在价值立场、价值取向与价值选择上的不同。基于此，本研究使用 CiteSpace 对国内生命哲学的研究现状和热点进行可视化分析，从而更加深入地探讨关于生命哲学的相关研究成果，有利于我们明晰该领域的研究动向和进展，从而更好地深化和拓展生命哲学研究。

4.2　研究方法与数据来源

本研究采用 CiteSpace 的知识图谱可视化分析的方法进行研究。研究数据来源于 CNKI 网络出版总库，为提高文献分析质量，选择核心期刊和 CSSCI 数据库中收录的文献。在 CNKI 数据库中，以主题词"生命哲学"进行检索，共检索到 2102 篇文献。为保证数据的准确性和科学性，手动剔除新闻报道、会议摘要、征稿等，经过数据清洗后，共检索到 741 篇文献。检索时间跨度为 1992—2022 年，检索时间为 2022 年 4 月 1 日。

4.3　文献统计与图谱分析

4.3.1　年度发文量

一段时间内生命哲学领域发表的学术文献数量，反映了在某个阶段该领域的研究概况和发展态势等，可以在一定程度上代表该领域学术研究的发展水平，也可以及时体现社会发展与该领域之间的互动关系。生命哲学领域发文量年度分布情况如图 4-1 所示。

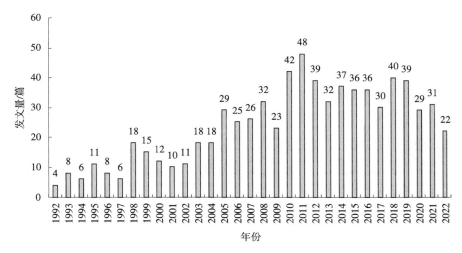

图 4-1　生命哲学领域发文量年度分布情况

通过观察生命哲学领域的年度发文量情况，可以较为清楚地看到国内生命哲学领域的发文量走势大致分为三个阶段。

（1）1992—2001 年。这一阶段为生命哲学研究的探索阶段，整体发文量基本呈现缓慢上升的趋势。其中，1998 年发文量达到最大（18 篇），而在 1998 年以后的几年内，发文量逐渐减少。主要研究的内容是对"生命"进行中国哲学式的解读和研究。中国传统哲学把宇宙、万物和生命看作一个整体，其宗旨在于使人们能够"返心复性"，实现"天人合一"的生命境界。有学者将中国古代生命哲学基本观点划分为"五观"，即"气之生化观""阴阳生机观""五行升降气机观""平衡和谐观"以及"整体生命观"。有的学者解读朱熹生命哲学思想、陶渊明生命哲学和《淮南子》的生命哲学论等。

（2）2002—2015 年。此阶段学者对于生命哲学的研究显著增多，发文量明显上涨且有波动，在 2011 年达到顶峰（48 篇）。在此期间，学者们研究的方向主要为国外著名的哲学家、思想家的生命哲学理论以及我国儒家、道家等的生命哲学理论。有的学者从发生学角度，强调《易传》与《黄帝内经》在中国生命哲学史中的发端地位。有的学者注意到"阴阳学"，认为其是中国古代生命哲学的基础。有的学者借用中国先秦道家生命哲学范式，具体探究了躯体与精神之间的关系。还有的学者探究了"中医学"与中国生命哲学之间的关系，注意到在对于普遍生命伦理实现方面，两者具有一致性。可见，已有研究有的注重中国古代生命哲学本身已有内容的研究，有的致力于探讨中国生命哲学与相关学科的关联和互动，有的则运用中国生命哲学话语体系与思维方式探究生命领域的具体问题。

（3）2016—2022年。在近七年的生命哲学研究中，发文量呈波动式缓慢下降态势，但总体变化幅度并不明显。生命哲学仍属于近期的研究热点内容。在前两个阶段的基础上，此阶段的研究视角逐渐转向关注近现代的生命哲学，如生命哲学视域下的教师生存困境与出路以及青年学生思想政治教育等。

4.3.2　期刊发文量

对从CNKI数据库中选取的741篇文献的来源期刊进行统计，结果表明，这些文献来自100余种期刊，刊载文献在3篇及以上的期刊共19种，发文量排名前19位的期刊载文量一共为99篇，约占总发文量的13%（见图4-2），这表明对于生命哲学的研究较为集中，关注度较高。

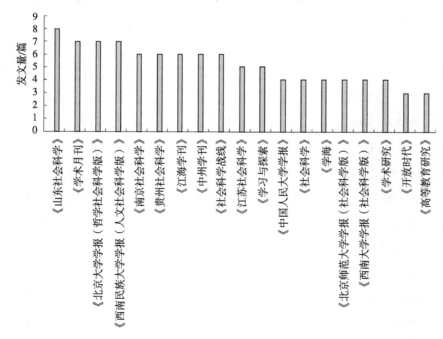

图4-2　生命哲学领域主要期刊来源分布

在图 4-2 所示的 19 种期刊中,《山东社会科学》的发文量排在首位, 数量为 8 篇。其中, 比较有代表性的文章有《〈周易〉"生生"之学的生态哲学及其生态审美智慧》《生命哲学与郭沫若早期美学思想》等。其他发文量排在前列的期刊有《学术月刊》《北京大学学报 (哲学社会科学版)》《西南民族大学学报 (人文社会科学版)》等。从图 4-2 中不难看出, 生命哲学领域发文量较多的期刊大部分为社会科学类期刊和各大学学报等。

4.3.3　作者合作网络

本研究在 CiteSpace 中设置节点类型为 Author, 时间跨度为 1992—2022 年, 时间间隔为 1 年, Top 值为 50, 其他项为默认设置, 以此生成生命哲学领域作者合作网络知识图谱, 如图 4-3 所示。

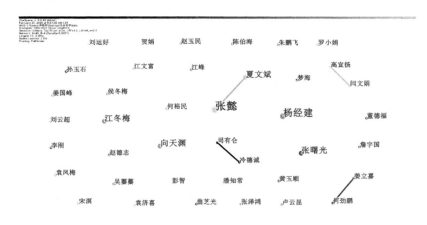

图 4-3　生命哲学领域作者合作网络知识图谱

图 4-3 中共有 40 位作者, 作者间连线为 4 条, 作者合作关系比较松散。合作网络中包括 4 个合作团队, 但规模都较小, 每个合作团队中仅有 2 位作者, 作者的合作度较低。

从作者发文量上看, 生命哲学领域内的作者发文量较为平均, 发文量差距并不明显, 最多的为 5 篇。发文量排名比较靠前的作者有张懿、杨经建、张曙光、向天渊、江冬梅、夏文斌等, 他们的发文量均在 3 篇及以上。其中, 张懿作为北京大学的研究学者, 其研究方向包括马克思的生命哲学思想以及生命观等。他和来自对外经济贸易大学的研究学者夏文斌提出1857—1858年马克思的生命哲学思想主要体现在以下三个方面：马克思详细地论述了受制于资本逻辑统治的人的整体性生命存在的三种异化状态；马克思通过对三大社会形态历史演进规律的深刻阐述指出了要在具体的社会历史逻辑的辩证发展中扬弃生命的种种异化劳动和异化现象；马克思主张通过自由自觉地建构具有超越性的共产主义生活方式以满足现实的人的生存和发展需求。而在生命观方面，张懿认为马克思基于批判与建构相统一、科学与价值相统一等科学的方法论原则和价值论视野，从生命本体、生命过程、生命价值三个维度对人的生命展开全方位、立体化、多层次的深入解读，形成了其自身独特的系统化生命哲学思想。发文量排在第2位的是来自湖南师范大学的杨经建，他提出王国维构建的具有现代性意义的生命哲学不同于中国传统生命哲学，而是生命个体向存在维度的皈依和转换，从而与存在主义的生命哲学相通。

4.3.4　关键词共现网络

在 CiteSpace 中选择节点类型为 Keyword，设置选择标准 Top 值为 50，并在网络裁剪区选择相关裁剪选项，以关键词共现网络的方法为主，生成生命哲学领域关键词共现知识图谱（见图 4-4）和关键词共现频次表（见表 4-1）。

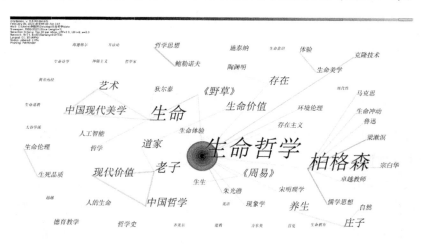

图 4-4　生命哲学领域关键词共现知识图谱

表 4-1　生命哲学领域关键词共现频次

排名	关键词	频次	中介中心性	年份
1	生命哲学	452	0.41	1992
2	柏格森	35	0.17	1993
3	生命	34	0.13	2005
4	生命教育	10	0	2011
5	梁漱溟	9	0	1993
6	生命价值	7	0.10	2008
7	生命美学	6	0	2007
7	《野草》	6	0.14	1996
7	老子	6	0.05	2006
7	海德格尔	6	0	2013
11	生命伦理	5	0	2008
11	哲学家	5	0	1996
11	庄子	5	0.03	2009
14	生死品质	4	0	2008
14	生命冲动	4	0	2011
14	道家	4	0.08	2013
14	现象学	4	0	2010
14	中国哲学	4	0	2006
14	生命体验	4	0	2006
14	现代价值	4	0	2006

　　生命哲学领域的关键词数量较多，且高频关键词联系紧密，频次较低的关键词联系较为松散，大概包括以下几类关键词。

　　（1）主要关键词"生命哲学"的节点最大，在所有关键词中其出现的频次遥遥领先，共出现了 452 次，同时其中介中心性也最高，为 0.41，构成了重要的网络核心节点。生命哲学源于古希腊，盛行于 19 世纪末至 20 世纪初的欧洲。西方生命哲学是对理性哲学的一次反思，其早期的生命哲学思想出现于叔本华的唯意志论中，提出以人为出发点。尼采随后提出将生命视为世界的本原，这为西方生命哲学的形成奠定了基础。德国对生命哲学的研究相对成熟。

（2）与生命相关的关键词，如生命、生命教育、生命价值、生命美学以及生命伦理等。这体现出学者们对不同领域的生命哲学开展研究，研究内容不断丰富。

（3）关于哲学家与思想家的关键词，包括柏格森、梁漱溟、海德格尔、陶渊明、齐美尔等。柏格森的创造进化论以形而上学的生命冲力观念作为逻辑支点，在宇宙定向进化的直生论框架中将拉马克主义、突变论与泛生论的达尔文主义综合起来，并以此阐明了进化的前进路线及人类身体的前沿地位等问题。梁漱溟的新儒学是以自省、自证、自见、自知为核心的生命哲学，这一哲学思想源于梁漱溟的家庭、求学、从教的人生经历及20世纪20年代中国的社会变局，其深刻意蕴对当代中国的教育改革具有启示意义。

从中介中心性指标来看，生命哲学、柏格森、生命以及《野草》等关键词的中介中心性较高，与其他关键词之间的联系较为紧密，对文献之间的互引关系产生了积极作用。

从关键词共现的分析来看，对中西方生命哲学进行比较性研究是近年来的热点。国内的中西方哲学比较研究主要集中在以下几个方面：一是通过研究现代新儒家代表人物的思想来考察西学东渐和中西融合的过程。二是考察道家的养生观及生死意识，并与西方生命哲学理论建立联系。三是在中西方哲学比较的大背景下阐述中西方生命哲学对于生命这种原初逻辑的直觉，通过考察西方现代哲学与中国古代哲学之间的融合之处，实现对于无遮蔽的本真原初世界的回归。

4.3.5 关键词时区分布

本研究在关键词共现知识图谱的基础上生成生命哲学领域关键词时区知识图谱，如图4-5所示。

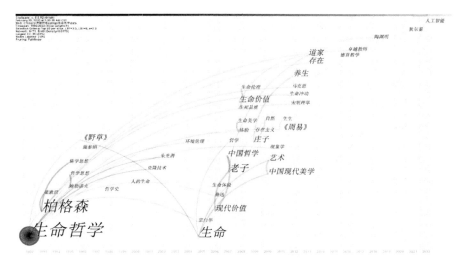

图 4-5　生命哲学领域关键词时区知识图谱

在生命哲学领域关键词时区知识图谱中可以看到，生命哲学领域的新增关键词"生命哲学"最早出现于 1992 年，虽然仅此一个，但其节点最大。之后几年，出现了若干国内外哲学家与思想家的名字等关键词。还可以看出，关键词较多地出现于 2005—2012 年，说明该阶段学者们的研究较为集中，研究热度快速上升，丰富了该研究领域的研究主题。从图 4-5 不难看出，在此期间出现的关键词多涉及中国古代及现代的生命哲学及其衍生词，如生命伦理、生命价值、生命美学等。2012 年以后出现的关键词数量较少，表明该领域的研究内容逐渐饱和。但在 2022 年，出现了"人工智能"这一关键词，体现出生命哲学领域内的研究学者紧跟时代发展，研究内容较为前沿，并尝试将人工智能与生命哲学联系起来。

4.3.6　关键词突现分析

本研究在关键词共现知识图谱的基础上生成生命哲学领域突现词知识图谱（见图 4-6）。

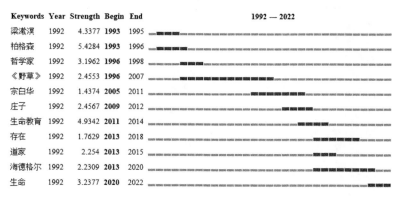

Keywords	Year	Strength	Begin	End	1992 — 2022
梁漱溟	1992	4.3377	**1993**	1995	
柏格森	1992	5.4284	**1993**	1996	
哲学家	1992	3.1962	**1996**	1998	
《野草》	1992	2.4553	**1996**	2007	
宗白华	1992	1.4374	**2005**	2011	
庄子	1992	2.4567	**2009**	2012	
生命教育	1992	4.9342	**2011**	2014	
存在	1992	1.7629	**2013**	2018	
道家	1992	2.254	**2013**	2015	
海德格尔	1992	2.2309	**2013**	2020	
生命	1992	3.2377	**2020**	2022	

图 4-6　生命哲学领域突现词知识图谱

从图 4-6 可以看出，1992—2022 年有 11 个最具有引用激增性的突现词。在突现强度上，突现词"柏格森"的突现强度最高（5.4284），突现词"生命教育"和"梁漱溟"的突现强度也比较高，分别为 4.9342 和 4.3377。持续时间最长的突现词为"《野草》"，持续时间为 12 年，在 1996—2007 年均是研究的热点内容。持续时间排在第 2 位的突现词是"海德格尔"，持续时间为2013—2020 年。海德格尔提出的生存概念，是他对生命哲学中的生命概念的批判性结果。最后一个突现词"生命"从 2020 年开始出现，并持续至今，仍属于未来的研究热点内容。

4.4　讨论

西方生命哲学派别开端于莫里兹的《生命哲学论文》（1781）和施莱格尔的《生命哲学讲座》（1827），这个阶段生命哲学表现出反理性的特点，把经验与信念、感情与理智相对立起来。而到了以尼采、柏格森、狄尔泰和齐美尔为代表的时期，生命哲学实现了自身的蓬勃发展，这个阶段的生命哲学并不是放弃理性，而是通过对作为主体的自我进行新的解释，来获得一个更加开阔的和包罗各种生活实践的经验领域。在接下来的时期，舍勒、海德格尔和胡塞尔分别从人类学、存在主义哲学和现象学的角度对生命哲学进行了发展。这些生命哲学领域的研究概括起来有五种取向：以柏拉图和亚里士多德为代表的对象（或客体）取向；以笛卡尔、康德、胡塞尔和海德格尔为代表的主体取向；以马丁·布伯为代表的主—客关系取向；以维特根斯坦为代表的符号—意义取向；以柏格森和巴赫金为代表的问题取向。国外的研究成果对代表性的哲学家与流派进行了专门论述，其研究创新点主要集中在两个方面：一是关注存在主义与生命哲学之间的关系，斯科特在《早期海德格尔的生命哲学》中强调，早期的海德格尔将存在的经验与人类生活联系起来，这种联系是通过将他对于存在的理解与对于历史、宗教和语言的经验相结合而实现的。二是探讨生命哲学的未来发展与走向，费尔曼所著的《生命哲学》一书，对西方生命哲学的发展历程进行了梳理，从语言哲学维度描绘出未来生命哲学的发展前景。国内学者对上述西方生命哲学研究应该说都有所关注。例如，有的关注柏格森生命哲学中时间的"绵延性"问题，有的关注叔本华和尼采生命哲学中对理性禁锢的挣脱与对意志的推崇问题，有的比较系统地研究了狄尔泰生命哲学的主要内容与特征。

从总体上看，中国哲学视角下的生命哲学研究主要集中在儒家、道家和佛教的生命观上；而西方哲学视角下的生命哲学研究主要建立在对传统认识论反思的基础上，关注生命作为一种"动态的切身的存在"。两种类型的生命哲学的共同点体现在对于自由的追求，这一点在中国学者"以西解中"的研究中表现得尤为明显，即将西方生命哲学的理论借鉴移植过来，从而对中国传统生命哲学的内在精神和核心进行更为清晰的归纳与评价。反过来，"以中解西"的方法也在中西方生命哲学比较中有所体现，主要在于用中国哲学注重真理的"兴发"的境遇式展开来契合西方生命哲学。

上述研究的不足之处主要集中在以下几个方面：①从研究内容来看，单纯的中国生命哲学或西方生命哲学研究都比较多，但是在更大的跨文化语境下将中西方生命哲学作为一个整体进行的研究略显不足。应该说目前中西方哲学的比较研究材料非常丰富，但是将讨论范围集中于更具体的生命哲学领域的研究并不充足，已有的部分跨文化讨论亦因此存在"大而化之"的特点，缺乏细致性研究。②从研究特点来看，已有的中西方生命哲学比较研究对西方生命哲学发展的逻辑线索把握得不够全面、精准。与中国文化这种"早熟"的文化不同，西方哲学在经历了否定之否定的辩证发展之后才呈现出当前的样态，在跨文化研究中亦需对这个过程进行详尽描述，探究其内在微观机理，从而防止出现简单粗暴的"拿来主义"。③从研究效果来看，中西方生命哲学的有效交流和贯通还不够。由于已有研究较多为孤立的中国生命哲学或西方生命哲学的研究，尽管部分学者也对生命哲学做了一些"以西解中"或"以中解西"的研究工作，但在"中西互解"这种更大跨度的文化语境下的生命哲学研究却显得不足，从而使中西方生命哲学的双向交流和贯通依旧乏力。上述研究中存在的不足或问题，为后续研究的进一步展开提供了拓展空间。

4.5　总结与展望

"生命"是最关乎人类自身的一种动态性存在。生命哲学致力于探究生命最原初和最整全的本真状态，它在中西方各自的哲学体系下均取得了令人瞩目的发展。但是，要真正全面、理性地把握最关乎自身生存与发展的生命，却需要对中西方生命哲学进行一种跨越文化语境的理解与解释。

中西方生命哲学的相同之处在于，两者都认为生命是最本真的起源状态，而理性和外化的方式往往遮蔽了这种本真的存在，主张通过"直觉"的方式回归到这种状态中去。后期的西方生命哲学试图通过批判理性、外化的方式来回归生命本身，这似乎与中国传统生命哲学达成了默契；但是，西方生命哲学的这种复归是在自觉地对先前思想进行反思的基础上进行的，是一种"否定之否定"的过程。两种生命哲学在认识论与方法论、价值立场等方面均存在差异。未来的研究者应该尝试跨越上述鸿沟，采取对话与融合的方式，构建一种跨文化的生命哲学，并提出这种生命哲学应秉持的本体论、认识论、方法论与价值论态度。

从生命哲学学科本身来看，单纯的西方生命哲学或中国生命哲学，其文化样式虽都有其存在的合理性，但将两者结合起来在跨文化语境下进行系统研究，既有利于丰富两者的内容，还可能形成一种更具整体性和超越性的"生命哲学"。从对中国哲学本身的贡献来看，中西方生命哲学既有普遍性，又有各自的特殊性。中国哲学走的是一种"内观"和"内化"的道路，注重的是对意境和意义的阐发，因此也被称为"早熟的文明"；而西方哲学起源于对外在世界的"惊异",走的是一条"由外在向内在转化"的道路。相较而言,中国哲学亦因此而欠缺了逻辑化、客观化和精确化的一个环节。在跨文化语境下,对两种生命哲学进行整体把握,有助于反思中国哲学自身的缺失环节,实现更大的自明性。从与马克思主义哲学的关系来看,"两种生产理论"即物质资料生产和人自身的生产,大体对应着传统西方文化和传统中国文化的关注点,而马克思主义哲学最终是要"实现人自身的解放",这也就与中西方生命哲学的价值要领相契合,在这个意义上,跨文化语境下的生命哲学研究有助于人们进一步把握马克思主义哲学的价值精髓。

作为哲学体系中的生命哲学,基于生命本身的普遍性,在中西方哲学比较中有着更多的"交集",因而更容易实现交流和沟通。这种交流有利于"西学东渐"与"东学西渐"的同时实现,从而超越文化上的西方中心主义,对于中国哲学与文化的传播具有推动作用。开展生命哲学的跨文化研究,充分尊重、吸收不同样式的生命哲学成果,有利于从"文明的冲突"走向"文化的认同"。跨文化的生命哲学研究,本质上要求超越人性的各种抽象假定,基于生活实践,把人类的生活与一切生命的延续关联起来,使人类的自我认识达到一个新的高度,实现在理论上从"人类中心论"向"生命中心论"的转变,进而更全面地揭示人的本质。这种对本质的揭示,有助于人们规避生命意义和价值的工具化、单向化和片面化,有助于人们返回本真的生命存在之中,进而提高人们的生活品质和精神境界。

📖 本章参考文献

[1] 王燕平. 从《周易》《黄帝内经》看中国古代生命哲学观 [J]. 黄冈师专学报,1998,18(1):41-45.

[2] 徐刚. 试论朱熹生命哲学思想 [J]. 哲学研究,2002(10):31-36.

[3] 张钧,付振华. 浅析陶渊明生命哲学的两个层次 [J]. 内蒙古民族大学学报(社会科学版),2002,28(1):47-51.

[4] 钱善刚.《淮南子》生命哲学论 [J]. 安徽教育学院学报,2001(5):17-20.

[5] 王英. 儒家心性心理学研究 [D]. 长春：吉林大学，2006.

[6] 付粉鸽. 自然与自由：老庄生命哲学研究 [M]. 北京：人民出版社，2010.

[7] 江文富，李大平. 先秦道家生命哲学思想研究 [M]. 郑州：中州古籍出版社，2013.

[8] 谢地坤. 尊重生命 卫生济世：关于"生命哲学"的思考 [J]. 长沙理工大学学报（社会科学版），2015，30（1）：5-10.

[9] 白玉. 生命哲学视域下教师生存困境与出路 [J]. 教育观察，2021，10（31）：13-16.

[10] 刘育兵. 生命哲学视域下青年学生思想政治教育 [J]. 中学政治教学参考，2021（27）：76-77.

[11] 祁海文，朱军利.《周易》"生生"之学的生态哲学及其生态审美智慧 [J]. 山东社会科学，2013（5）：34-38.

[12] 郭太安. 生命哲学与郭沫若早期美学思想 [J]. 山东社会科学，2000（2）：100-103.

[13] 张懿，夏文斌. 马克思《1857—1858年经济学手稿》的生命哲学思想管窥 [J]. 毛泽东邓小平理论研究，2018（4）：89-95.

[14] 张懿. 马克思生命观的方法特质 [J]. 中学政治教学参考，2022（19）：90-93.

[15] 杨经建，黄菲蒂. 王国维对生命哲学/美学的存在论建构 [J]. 中国文化研究，2014（4）：100-106.

[16] 舒红跃，张清喆. 生命技术哲学：一种新的技术哲学研究范式 [J]. 湖北大学学报（哲学社会科学版），2019，46（4）：138-144，177.

[17] 高宣扬，闫文娟. 论狄尔泰的精神科学诠释学 [J]. 世界哲学，2019（4）：108-117，161.

[18] 刘利. 柏格森生命哲学的直生论解读 [J]. 自然辩证法通讯，2018，40（6）：115-120.

[19] 韩强. 梁漱溟的儒家伦理学与贺麟的新心学比较 [J]. 兰州学刊，2022：1-6.

[20] 张舜清. 梁漱溟生命儒学的现代意义与启示 [J]. 马克思主义与现实，

2010（3）：194-197.

[21] 赵德志. 熊十力与生命哲学 [J]. 辽宁大学学报（哲学社会科学版），1993（3）：70-73.

[22] 汤拥华. 反对主客二分：从现象学美学到实践存在论美学 [J]. 浙江工商大学学报，2007（2）：53-58.

[23] 胡孚琛. 丹道实修真传：三家四派丹法解读 [M]. 北京：社会科学文献出版社，2012.

[24] 张祥龙. 逻辑之心和直觉方法：《近代唯心论简释》打通中西哲理的连环套？[J]. 吉林大学社会科学学报，2012（2）：5-12.

[25] 舒红跃，吴娇. 人工智能：一种新技术还是一种新生命——生命哲学视域中的人工智能探究 [J]. 江汉论坛，2022（2）：18-23.

[26] 卢云昆，姬兴江. 海德格尔与生命哲学：一种基于"存在论"的历史性考察 [J]. 学术探索，2010（2）：6-12.

[27] 王理平. 差异与绵延：柏格森哲学及其当代命运 [M]. 北京：人民出版社，2007.

[28] 周国平. 尼采与形而上学 [M]. 北京：新世界出版社，2008.

[29] 谢地坤. 狄尔泰与现代解释学 [J]. 哲学动态，2006（3）：16-23，42.

第 **5** 章

互惠利他领域

5.1　引言

　　达尔文进化论的核心是自然选择理论，其最初的研究纲领是以个体选择为单位的。但由于每个个体都希望最大化自己的利益，利他行为就没有进化的可能性，而利他行为在增加其他生物适合度的同时，减少了自己的适合度，这就是所谓的"达尔文难题"，威尔逊称之为"社会生物学的中心理论问题"。近年来，亲缘选择理论、互惠理论和群体选择理论等分别从各个侧面对这个问题进行了阐释，深化了对利他行为的认识。1963 年，汉密尔顿（Hamilton）从概率论的观点出发，提出了进化生物学史上的一个重要思想，即亲缘选择思想。他认为尽管利他行为的实施者一般很少能够繁殖，甚至不能繁殖自己的后代，但如果利他者通过利他行为能够帮助与他具有相同基因的亲属更好地生存和繁殖，那么他的基因同样能够传递到下一代，从而为后代做出自己的贡献。特里弗斯（Trivers）在 20 世纪七八十年代提出互惠利他理论，他认为利他行为造成的自己的适合度减少可以在日后得到补偿，也就是"今天你帮我，明天我帮你"。亚历山大（Alexander）在其著作《道德体系生物学》中提出了间接互惠理论，他认为利他行为可以在群体中产生良好的声誉从而带来第三方的回报，即"今天我帮你，明天他帮我"。康纳（Connor）提出了副产品互助论，他认为个体的自私行为也可以产生利他的效果，例如，当个体首先发现潜伏而来的猎食者的时候，会采取逃跑的行为以求生存，而这种行为也将告知这个区域内的其他生物有即将到来的危险。类似的解释理论还有很多，诸如基因选择理论、顺从性理论和群体选择理论等。

利他行为的研究为理解人类道德的来源提供了一种新的视角，对人类走出利益与道德的伦理困境，促进人与自然、人与社会和谐发展具有积极意义。本研究基于 CiteSpace 可视化分析软件，对近些年 CNKI 收录的互惠利他领域的文献进行科学知识图谱分析，以了解互惠利他领域的研究现状与发展趋势。

5.2　研究方法与数据来源

本研究采用 CiteSpace 的知识图谱可视化分析的方法进行研究。为确保分析结果的可信性和准确性，仅对 Web of Science 的核心合集数据库进行主题词为"Altruistic behavior"的检索。最终检索到 838 篇文献，所得文献数据中包含篇名、作者、机构等信息。检索时间跨度为 2012—2022 年，检索时间为 2022 年 5 月 8 日。

5.3　文献统计与图谱分析

5.3.1　文献数量分布

图 5-1 所示为互惠利他领域发文量年度分布情况。2012—2022 年共发表 838 篇相关文献，总体上呈现出波动下降的趋势。2012 年发文量为 106 篇，处于一个较高的位置，2014 年和 2017 年出现了两个明显的低谷，但随后恢复增长，可见该领域的研究处于成熟的发展期，研究热度总体保持稳中有降的态势。

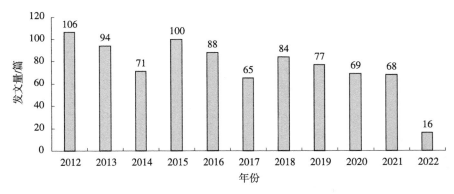

图 5-1　互惠利他领域发文量年度分布情况

5.3.2　作者合作网络

图5-2所示为互惠利他领域作者合作网络知识图谱。通过分析本研究领域的作者发文量和作者间的联系，可以发现高产作者（见表5-1）及高影响力作者。

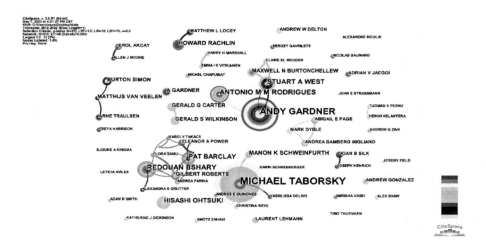

图5-2　互惠利他领域作者合作网络知识图谱

表5-1　互惠利他领域排名前10位的高产作者

排名	作者	年份	发文量/篇	合作度
1	MICHAEL TABORSKY	2012	21	8
2	ANDY GARDNER	2012	16	6
3	ANTONIO M M RODRIGUES	2012	8	1
3	REDOUAN BSHARY	2013	8	5
5	STUART A WEST	2012	7	4
6	HISASHI OHTSUKI	2016	6	1
6	PAT BARCLAY	2013	6	5
8	MANON K SCHWEINFURTH	2018	5	1
8	HOWARD RACHLIN	2013	5	2
10	A GARDNER	2013	4	3

作者合作网络知识图谱中共包含 313 个节点和 148 条连线，网络密度为 0.0030。主要的合作群体有 3 个：网络 1 由 MICHAEL TABORSKY 和 MANON K SCHWEINFURTH 等人组成；网络 2 由 ANDY GARDNER 和 ANTONIO M M RODRIGUES 等人组成；网络 3 由 REDOUAN BSHARY 和 PAT BARCLAY 等人组成。从作者的发文量来看，每位作者的发文量并不大，排名前两位的分别是 MICHAEL TABORSKY 和 ANDY GARDNER，发文量在 3 篇及以上的作者有 28 位。从作者的合作度来看，主要作者中 MICHAEL TABORSKY、ANDY GARDNER 的合作度较高，可以认为他们在相关领域内局部形成了较为严密的合作网络。

5.3.3　机构合作网络

运用 CiteSpace 对数据进行可视化分析，时间跨度设定为"2012—2022"，时间间隔设定为"1"，节点类型选择"Institution"，其他选项为系统默认设置，运行可得到机构合作网络知识图谱，如图 5-3 所示。

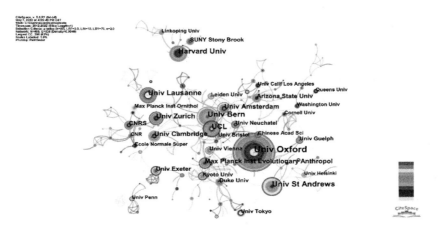

图 5-3　互惠利他领域机构合作网络知识图谱

机构合作网络中共包含 469 个节点和 538 条连线，网络密度为 0.0049，主要机构的合作网络较为密集。为了深层次地分析研究机构的成果及合作关系，对图 5-3 进行进一步的数据挖掘，得到发文量排名前 10 位的高产机构（见表 5-2）。从机构的合作度来看，各主要机构合作较为紧密，相关研究已较为成熟。

表 5-2　互惠利他领域排名前 10 位的高产机构

排名	机构	年份	发文量/篇	合作度
1	Univ Oxford	2012	52	8
2	Univ Bern	2014	27	1
3	Univ St Andrews	2013	26	6
4	Harvard Univ	2012	23	9
5	Univ Lausanne	2012	22	5
6	UCL	2012	21	12
7	Univ Zurich	2013	18	9
8	Univ Amsterdam	2012	17	9
9	Univ Cambridge	2012	16	6
10	Max Planck Inst Evolutionary Anthropol	2012	15	11

5.3.4　关键词共现网络

本研究利用 CiteSpace 可视化分析方法，共发现互惠利他领域文献高频关键词 422 个，形成 530 条连线。互惠利他领域关键词共现知识图谱如图 5-4 所示。可以看出，altruism 是最大的节点，cooperation 和 kin selection 次之。从 CiteSpace 统计出的时间跨度来看，altruism、cooperation、kin selection、reciprocity、inclusive fitness 出现的时间较早，而近期则出现了 constitutive theory、colombia、density-dependence、habitat construction 等关键词，其可能成为未来研究的新方向。

从代表节点促进作用的中介中心性指标来看（见表 5-3），biological market、reciprocity 和 altruism 与其他关键词之间的通信较强，可见涉及这些关键词的相关研究较多，其经常处于和其他关键词通信的路径中，对文献之间的互引关系产生了积极作用。

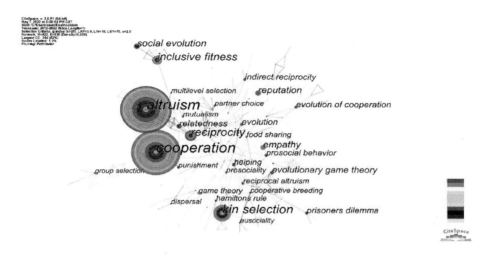

图 5-4　互惠利他领域关键词共现知识图谱

表 5-3　互惠利他领域中介中心性排名前 10 位的关键词

排名	关键词	频次	中介中心性
1	biological market	9	0.33
2	reciprocity	54	0.28
3	altruism	212	0.23
4	punishment	11	0.22
5	relatedness	22	0.21
5	helping	16	0.21
7	reciprocal altruism	14	0.19
8	evolution	18	0.17
9	aegithalos caudatus	1	0.15
9	inclusive fitness	46	0.15

5.3.5　关键词时区分布

互惠利他领域关键词时区知识图谱如图 5-5 所示。相关文献的最大节点（同时考虑节点颜色深度）为 2012 年提出的 altruism，早期的研究中高频关键词有 cooperation、kin selection、reciprocity、inclusive fitness 等。相关概念时间跨度长、影响范围大，相关研究持续到现在，后续的研究逐渐提出不一样的概念。而近期则出现了 constitutive theory、constant non-disperser prin-ciple、coalitionary support 等关键词。

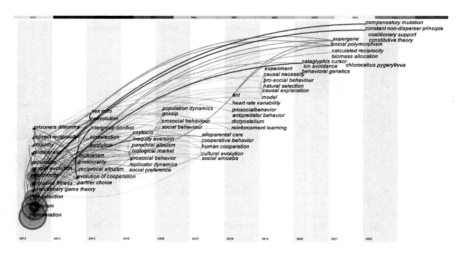

图 5-5 互惠利他领域关键词时区知识图谱

5.3.6 关键词时间线

前沿趋势分析是通过持续引用固定的一组基础文献的文献聚类，主要以聚类和引文为分析基础，来描述某研究领域的过渡情况及研究本质。关键词时间线图谱将文献关键词聚类展现在二维时间轴上，研究者可以此探寻某项聚类的演变过程和前沿趋势。由图 5-6 可知，相关文献的最大聚类是#0 reci-procity，包含 38 个关键词，平均年份为 2016 年（见表 5-4）。其中包含的关键词有 2012 年前后提出的 altruism，该聚类主要关注 reciprocity 的研究演进；其与 inclusive fitness 和 biological markets 等聚类之间的连线丰富，说明在一定程度上出现了多主题共现。

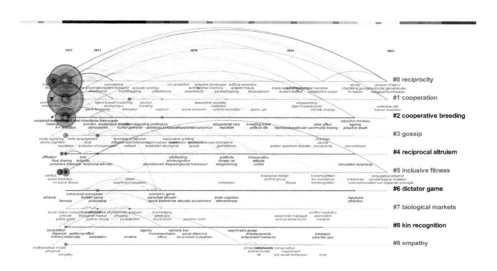

图 5-6　互惠利他领域关键词时间线知识图谱

表 5-4　互惠利他领域聚类的主要关键词

排名	聚类名	主要关键词	平均年份	关键词数量/个
1	reciprocity	reciprocity altruism alexithymia bootstrapping egoism	2016	38
2	cooperation	cooperation evolution relatedness punishment sociality	2015	28
3	cooperative breeding	cooperative breeding eusociality kin selection helping monogamy	2016	27

排名	聚类名	主要关键词	平均年份	关键词数量/个
4	gossip	gossip costly signaling reputation evolution of cooperation australian aboriginal	2015	25
5	reciprocal altruism	reciprocal altruism birds aggression prisoners dilemma norway rats	2015	24

5.3.7　关键词突现分析

2012—2022 年互惠利他领域共有 59 个突现词。从时间序列来看，group selection、spite、prisoners dilemma 等词开始激增的时间最早。从突现持续的时间来看，alloparental care、partner choice、reciprocal altruism 等词的突现时间较长，说明其在相当长的一段时间内是相关研究的热点。empathy 的突现强度为 4.68，group selection 的突现强度为 2.98，relatedness 的突现强度为 2.90，这些词的突现强度较高，说明其出现频次存在大幅变动的情况。综合来说，partner choice、ant、behavioralplasticity 等词不仅突现强度较高，而且突现时间较近，可以认为其是最新涌现的研究热点。

5.3.8　知识基础变迁

本研究将检索到的互惠利他领域的文献分为 2012—2016 年和 2017—2022 年两个阶段。利用 CiteSpace 分别绘制出不同阶段的知识基础情况，可以发现该领域知识基础在两个阶段中未出现明显变化。互惠利他领域的现有研究主要集中在 "#3 Ecology，Earth，Marine" 和 "#4 Molecular，Biology，Immunology" 两个领域。从两个阶段的知识基础来看，核心知识基础一直为 "#7 Veterinary，Animal，Science" "#8 Molecular，Biology，Genetics" "#10 Economics，Economic，Political"，同时边缘的知识基础在不断增加。

5.3.9　结构变异模型

本研究对互惠利他领域的文献进行模式性变化率分析，得到模式性变化率排名前 20 位的文献，见表 5-5。

表 5-5　互惠利他领域模式性变化率排名前 20 位的文献

排名	模式性变化率	文献
1	99.28	Biernaskie J M，2013，J EVOLUTION BIOL，V26，P2081，DOI 10.1111/jeb.12222
2	99.00	Harrison F，2013，BIOESSAYS，V35，P108，DOI 10.1002/bies.201200154
3	98.50	Molleman L，2013，EVOL HUM BEHAV，V34，P342，DOI 10.1016/j.evolhumbehav.2013.06.001
3	98.50	Doncaster C Patrick，2013，P ROY SOC B-BIOL SCI，V280，P415，DOI 10.1098/rspb.2013.0108
5	98.20	Holman L，2013，BMC EVOL BIOL，V13，P0，DOI 10.1186/1471-2148-13-211
5	98.20	Garcia T，2013，EVOLUTION，V67，P131，DOI 10.1111/j.1558-5646.2012.01739.x
5	98.20	Safarzynska K，2013，J THEOR BIOL，V322，P46，DOI 10.1016/j.jtbi.2013.01.004
8	97.96	Frank S A，2013，J EVOLUTION BIOL，V26，P1151，DOI 10.1111/jeb.12131
9	97.10	Smaldino Paul E，2013，AM NAT，V181，P451，DOI 10.1086/669615
10	96.99	Gonzalez-Forero M，2013，AM NAT，V182，P439，DOI 10.1086/671932
11	96.75	Momeni B，2013，ELIFE，V2，P876，DOI 10.7554/eLife.00960
11	96.75	Refardt D，2013，P ROY SOC B-BIOL SCI，V280，P850，DOI 10.1098/rspb.2012.3035
11	96.75	Ratcliff William C，2013，AM NAT，V182，P147，DOI 10.1086/670943
11	96.75	Costa James T，2013，BIOL LETTERS，V9，P0，DOI 10.1098/rsbl.2013.0335

续表

排名	模式性 变化率	文献
15	96.39	McAvity David M, 2013, J THEOR BIOL, V333, P58, DOI 10.1016/j. jt-bi. 2013. 04. 027
15	96.39	Harman O, 2013, ISR J ECOL EVOL, V59, P117, DOI 10.1080/15659801. 2013. 827902
17	96.29	Rodrigues Antonio M M, 2013, AM NAT, V181, P609, DOI 10.1086/670031
18	96.05	Allen B, 2013, AM NAT, V181, PE139, DOI 10.1086/670192
19	95.65	Wyatt G A K, 2013, J EVOLUTION BIOL, V26, P1854, DOI 10.1111/jeb. 12195
19	95.65	Krupp D B, 2013, J EVOLUTION BIOL, V26, P2746, DOI 10.1111/jeb. 12253

　　其中，Biernaskie J M （2013） 一文的模式性变化率最大，为99.28。将该文引入文献共被引网络后，其施引文献使网络连线增加明显，该文链接的文献一共跨越了#0、#4、#7 三个聚类 （见图5-7）。Harrison F （2013） 一文的模式性变化率为99.00，将该文引入文献共被引网络后，其施引文献使网络连线增加明显，该文链接的文献一共跨越了#0、#4、#5、#7 四个聚类 （见图5-8）。

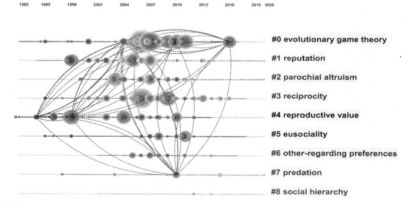

图 5-7　Biernaskie J M （2013） 文献被引入后网络连线增加的情况

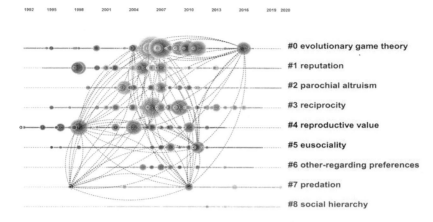

图 5-8　Harrison F（2013）文献被引入后网络连线增加的情况

　　本研究对互惠利他领域的文献进行聚类间链接变化率分析，得到聚类间链接变化率排名前 20 位的文献（见表 5-6）。

表 5-6　互惠利他领域聚类间链接变化率排名前 20 位的文献

排名	聚类间链接变化率	文献
1	17.00	Rodrigues Antonio M M, 2013, AM NAT, V181, P609, DOI 10.1086/670031
2	15.94	Molleman L, 2013, P ROY SOC B-BIOL SCI, V280, P0, DOI 10.1098/rspb.2012.3044
3	15.90	Krupp D B, 2013, J EVOLUTION BIOL, V26, P2746, DOI 10.1111/jeb.12253
4	15.89	Taylor P, 2013, J THEOR BIOL, V325, P76, DOI 10.1016/j.jtbi.2013.02.002
5	15.32	Houy N, 2013, J THEOR BIOL, V332, P78, DOI 10.1016/j.jtbi.2013.04.001
6	12.77	Cohen E, 2013, EVOL HUM BEHAV, V34, P230, DOI 10.1016/j.evolhumbehav.2013.02.001
7	10.97	Kurokawa S, 2013, THEOR POPUL BIOL, V84, P1, DOI 10.1016/j.tpb.2012.11.004

续表

排名	聚类间链接变化率	文献
8	10.76	Sozou Peter D，2013，J THEOR BIOL，V332，P261，DOI 10.1016/j. jtbi. 2013. 05. 003
9	10.75	Krupp D B，2013，AM NAT，V181，P707，DOI 10.1086/670029
10	10.02	Smead R，2013，EVOLUTION，V67，P698，DOI 10.1111/j. 1558 - 5646. 2012. 01831. x
11	9.70	McAvity David M，2013，J THEOR BIOL，V333，P58，DOI 10.1016/j. jt-bi. 2013. 04. 027
12	8.70	Barclay P，2020，P ROY SOC B-BIOL SCI，V287，P166，DOI 10.1098/rspb. 2020. 0819
13	8.64	Sylwester K，2013，EVOL HUM BEHAV，V34，P201，DOI 10.1016/j. evol-humbehav. 2012. 11. 009
14	8.60	Wakano Joe Yuichiro，2013，THEOR POPUL BIOL，V84，P46，DOI 10. 1016/j. tpb. 2012. 11. 007
15	8.50	Wyatt G A K，2013，J EVOLUTION BIOL，V26，P1854，DOI 10.1111/jeb. 12195
16	8.49	Eldakar O T，2013，EVOLUTION，V67，P1549，DOI 10.1111/evo. 12031
17	8.46	Refardt D，2013，P ROY SOC B-BIOL SCI，V280，P850，DOI 10.1098/rspb. 2012. 3035
17	8.46	Ratcliff William C，2013，AM NAT，V182，P147，DOI 10.1086/670943
19	8.42	Ho H，2013，CURR BIOL，V23，P1590，DOI 10.1016/j. cub. 2013. 06. 049
20	8.35	Herrmann E，2013，J COMP PSYCHOL，V127，P63，DOI 10.1037/a0028929

其中，Rodrigues Antonio M M（2013）一文被引入文献共被引网络后，其施引文献跨越了#0、#1、#5、#7四个聚类主题（见图5-9），说明该文献吸收了多个学科主题知识基础，具有较强的交叉属性，更可能成为代表研究前沿的文献。

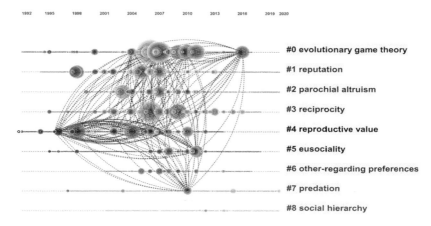

图 5-9　Rodrigues Antonio M M（2013）在网络中的结构情况

本研究对互惠利他领域的文献进行中心性分散度分析，得到中心性分散度排名前 20 位的文献（见表 5-7）。

表 5-7　互惠利他领域中心性分散度排名前 20 位的文献

排名	中心性分散度	文献
1	0.51	Lindenfors P，2013，ECOL EVOL，V3，P1104，DOI 10.1002/ece3.506
2	0.49	Smaldino Paul E，2013，AM NAT，V181，P451，DOI 10.1086/669615
3	0.43	Ghoul M，2014，EVOLUTION，V68，P318，DOI 10.1111/evo.12266
4	0.39	Harrison F，2013，BIOESSAYS，V35，P108，DOI 10.1002/bies.201200154
5	0.38	Gonzalez-Forero M，2013，AM NAT，V182，P439，DOI 10.1086/671932
6	0.36	Frank S A，2013，J EVOLUTION BIOL，V26，P1151，DOI 10.1111/jeb.12131
6	0.36	Doncaster C Patrick，2013，P ROY SOC B-BIOL SCI，V280，P415，DOI 10.1098/rspb.2013.0108
8	0.35	Molleman L，2013，EVOL HUM BEHAV，V34，P342，DOI 10.1016/j.evolhumbehav.2013.06.001
9	0.29	McAvity David M，2013，J THEOR BIOL，V333，P58，DOI 10.1016/j.jtbi.2013.04.027

续表

排名	中心性 分散度	文献
9	0.29	Biernaskie J M, 2013, J EVOLUTION BIOL, V26, P2081, DOI 10.1111/jeb.12222
11	0.27	Sozou Peter D, 2013, J THEOR BIOL, V332, P261, DOI 10.1016/j.jtbi.2013.05.003
11	0.27	Costa James T, 2013, BIOL LETTERS, V9, P0, DOI 10.1098/rsbl.2013.0335
11	0.27	Allen B, 2013, AM NAT, V181, PE139, DOI 10.1086/670192
14	0.26	McNally L, 2013, P ROY SOC B-BIOL SCI, V280, P3765, DOI 10.1098/rspb.2013.0699
15	0.25	Gingins S, 2013, P ROY SOC B-BIOL SCI, V280, P0, DOI 10.1098/rspb.2013.0553
16	0.24	Carter Gerald G, 2013, P ROY SOC B-BIOL SCI, V280, P1341, DOI 10.1098/rspb.2012.2573
17	0.21	Holman L, 2013, BMC EVOL BIOL, V13, P0, DOI 10.1186/1471-2148-13-211
18	0.19	Safarzynska K, 2013, J THEOR BIOL, V322, P46, DOI 10.1016/j.jtbi.2013.01.004
18	0.19	Tognetti A, 2013, EVOL HUM BEHAV, V34, P427, DOI 10.1016/j.evolhumbehav.2013.08.002
20	0.18	Baumard N, 2013, BEHAV BRAIN SCI, V36, P59, DOI 10.1017/S0140525X11002202

其中，Lindenfors P（2013）一文被引入文献共被引网络后，对原共被引网络中节点的中介中心性分布影响最大，其施引文献使网络的连线增加，跨越了#0、#7两个聚类主题（见图5-10），所以从中心性分散度的指标来看，该文更容易成为本领域的研究热点。

综合模式性变化率、聚类间链接变化率、中心性分散度三个指标来看，Biernaskie J M（2013）、Harrison F（2013）、Molleman L（2013）、Doncaster C Patrick（2013）、Holman L（2013）等文献的三个指标值均较高，所以这些文献在未来更具影响力，可以重点关注。

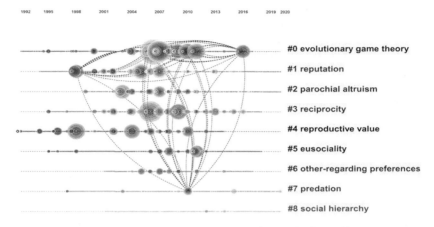

图 5-10　Lindenfors P（2013）在网络中的结构情况

5.4　总结与展望

通过对 2012—2022 年 Web of Science 的核心合集数据库进行主题词为
"Altruistic behavior" 的检索，对检得文献进行分析发现：第一，从文献发表
情况看，经过起步探索期、爆发期之后，2012 年至今是平稳深化期；第二，
从学科分布情况看，互惠利他的研究主要以行为生态学为主、进化生物学和
生物数学为辅；第三，在相关领域内局部形成了较为严密的合作网络，从机
构的合作度来看，各主要研究机构的合作较为紧密，相关研究已较为成熟；
第四，从关键词共现的分布、聚类和时区分布的情况看，互惠利他研究集中
于利他主义（altruism）和合作（cooperation），研究热点丰富、主题广泛，表
现出研究者对互惠利他领域有较浓的学术兴趣。

由此，在未来的互惠利他领域研究中，扩大研究的学科分布，以检验不
同领域中利他行为的多层次选择和多级选择，可以加强学科之间的联系，以
便对互惠利他行为进行更好的探索与发现；加强作者和机构之间的合作与沟
通，以使互惠利他领域的研究更加细致、持久，且对互惠利他领域的研究效
度加以保障；在现有研究热点的基础上，探索其他热点，扩展其研究主题，
以使互惠利他领域的研究进一步深化，且更加多元化。

— 📖 本章参考文献 ————————————————————

[1] HAMILTON W D. The evolution of altruistic behaviour [J]. American Nature, 1963 (97): 354-356.

[2] TRIVERS R. Social Evolution [M]. Menlo Park: Benjamin Cummings, 1985.

[3] ALEXANDER R D. The Biology of Moral Systems [M]. New York: Aldine de Gruyter, 1987.

[4] CONNOR R C. The benefits of mutualism: A conceptual framework [J]. Biological Reviews, 1995 (70): 427-457.

[5] 舒跃育, 李惠芳, 汪李玲. 中国心理传记学研究现状与发展趋势: 基于CiteSpace 的知识图谱分析 [J]. 华中师范大学学报 (人文社会科学版), 2019, 58 (4): 185-192.

[6] 金胜昔, 林正军. 国际转喻研究动态的科学知识图谱分析 (2007—2016) [J]. 外语研究, 2017, 34 (3): 18-23.

[7] 侯剑华, 胡志刚. CiteSpace 软件应用研究的回顾与展望 [J]. 现代情报, 2013, 33 (4): 99-103.

[8] 郭雅欣, 范振强. 中国转喻研究的发展趋势与前沿动态: 基于可视化技术的科学知识图谱分析 [J]. 广东外语外贸大学学报, 2019, 30 (1): 81-88.

[9] BIERNASKIE J M, GARDNER A, WEST S A. Multicoloured greenbeards, bacteriocin diversity and the rock-paper-scissors game [J]. Journal of Evolutionary Biology, 2013, 26 (9/10): 2081-2094.

[10] HARRISON F. Bacterial cooperation in the wild and in the clinic: Are pathogen social behaviours relevant outside the laboratory? [J]. BioEssays, 2013, 35 (2): 108-112.

[11] RODRIGUES A M M, GARDNER A. Evolution of helping and harming in viscous populations when group size varies [J]. The American Naturalist, 2013, 181 (5): 609-622.

[12] LINDENFORS P. The green beards of language [J]. Ecology and Evolution, 2013, 3 (4): 1104-1112.

［13］PIGLIUCCI M. Samir Okasha: Evolution and the levels of selection ［J］. Biology & Philosophy, 2009, 24 (4): 551-560.

［14］CLUTTON-BROCK T. Cooperation between non-kin in animal societies ［J］. Nature, 2009, 462 (7269): 51-57.

第 6 章

间接互惠领域

6.1 引言

　　1971 年，Trivers 提出了互惠利他演变的重要性，自此直接互惠受到了学者们的广泛关注，其中包括计算机模拟领域的知名学者 Axelerod。之后，Axelerod 提出，间接互惠也在人类道德系统中发挥着极为重要的作用。间接互惠是指，如果 A 对 B 有利他行为，那么 A 将会获得 C 的帮助：如果你帮我抓背，别人也会帮你抓背。近些年来，关于如何理解通过间接互惠促进合作行为，使其得以进化，有很多研究成果出现，间接互惠领域的研究取得了巨大进展。那么，近些年国外间接互惠领域利他行为的研究现状如何？它经历了怎样的变化？研究的核心是什么，存在哪些不足？这些都是尚未研究的问题。因此，间接互惠领域的研究热点和研究前沿等有待进一步厘清。本研究基于CiteSpace 可视化分析软件，对近些年 CNKI 收录的间接互惠领域的外文文献进行科学知识图谱分析，以了解国外间接互惠领域的研究现状与发展趋势。

6.2 研究方法与数据来源

　　本研究采用 CiteSpace 的知识图谱可视化分析的方法进行研究。为确保分析结果的可信性和准确性，仅对 Web of Science 的核心合集数据库进行主题词为 "indirect reciprocity" 的检索。最终检索到 783 篇文献，所得文献数据中包含篇名、作者、机构等信息。检索时间跨度为 1970—2022 年，检索时间为2022 年 3 月 15 日。

6.3　文献统计与图谱分析

6.3.1　作者合作网络

　　图 6-1 所示为间接互惠领域作者合作网络知识图谱。通过分析本研究领域的作者发文量和作者间的联系，可以发现高产作者（见表 6-1）及高影响力作者。

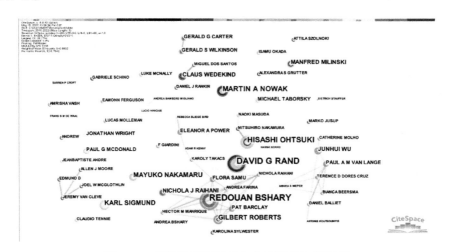

图 6-1　间接互惠领域作者合作网络知识图谱

表 6-1　间接互惠领域排名前 10 位的高产作者

排名	作者	年份	发文量/篇	合作度
1	DAVID G RAND	2010	10	6
1	REDOUAN BSHARY	2010	10	8
3	HISASHI OHTSUKI	2010	7	6
4	MARTIN A NOWAK	2012	6	5
5	GILBERT ROBERTS	2010	5	7
5	MAYUKO NAKAMARU	2010	5	5
5	KARL SIGMUND	2010	5	1
8	CLAUS WEDEKIND	2011	4	2

续表

排名	作者	年份	发文量/篇	合作度
8	MANFRED MILINSKI	2012	4	2
8	NICHOLA J RAIHANI	2015	4	1

作者合作网络知识图谱中共包含299个节点和311条连线，网络密度为0.0070。主要的合作群体由REDOUAN BSHARY和GILBERT ROBERTS等组成，这是合作密度最大的网络。从作者的发文量来看，排名并列第1位的是DAVID G RAND和REDOUAN BSHARY，发文量在3篇及以上的作者有20位。从作者的合作度来看，主要作者中DAVID G RAND、REDOUAN BSHARY、HISASHI OHTSUKI、GILBERT ROBERTS的合作度较高，可以认为他们在相关领域内局部形成了较为严密、成熟的合作网络。

6.3.2　作者时区分布

间接互惠领域作者时区知识图谱如图6-2所示。

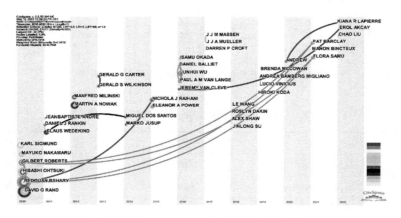

图6-2　间接互惠领域作者时区知识图谱

由图6-2可知，最大的节点为DAVID G RAND，首次出现年份为2010年，说明该作者发文较多，其文献在本领域可能具有重要的学术地位和参考价值。随后，从事本领域相关研究的作者越来越多，其他高产作者的研究跨度较长。而近期出现的作者有EROL AKCAY、KIANA R LAPIERRE等。

6.3.3 关键词共现网络

本研究共发现高频关键词 244 个，形成 490 条连线。间接互惠领域关键词共现知识图谱如图 6-3 所示。可以看出，indirect reciprocity 是最大的节点，cooperation 和 evolution 次之。从 CiteSpace 统计出的时间跨度来看，reputation、indirect reciprocity、altruism、behavior 出现的时间较早，而近期则出现了 3rd party punishment、prosocial behavior、hunter gatherer、trustworthiness 等关键词，其可能会成为未来研究的新方向。

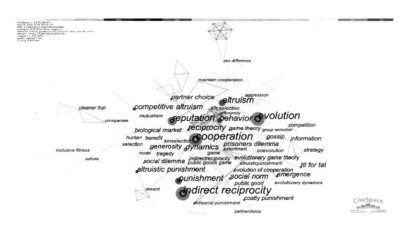

图 6-3　间接互惠领域关键词共现知识图谱

从代表节点促进作用的中介中心性指标来看（见表 6-2），behavior 和 aggression 与其他关键词之间的通信较强，说明其经常处于和其他关键词通信的路径中，对文献之间的互引关系产生了积极作用。

表 6-2　间接互惠领域中介中心性排名前 10 位的关键词

排名	关键词	频次	中介中心性
1	behavior	36	0.43
2	aggression	6	0.26
3	anonymity	5	0.25
3	reciprocity	34	0.25

续表

排名	关键词	频次	中介中心性
5	altruism	52	0.23
6	coevolution	7	0.19
6	altruistic punishment	6	0.19
8	reputation	66	0.18
9	partner choice	18	0.17
10	biological market	14	0.15

6.3.4 关键词聚类分析

间接互惠领域关键词聚类知识图谱如图6-4所示，节点 $N=244$，连线数 $E=490$，网络密度 $D=0.0165$。图6-4中的模块值 $Q=0.7215$，说明该网络结构聚类效果较好；平均轮廓值 $S=0.8832$，说明聚类同质性较高，不同聚类划分较好。图6-4中展示的10种关键词聚类，#0 biological markets、#1 punishment 和#2 reputation 排在前3位。排在前5位的聚类平均年份为2014—2016年，说明相关研究在此时期趋于成熟。其中，最大的聚类为 biological markets 和 punishment，分别包含26个关键词，见表6-3。

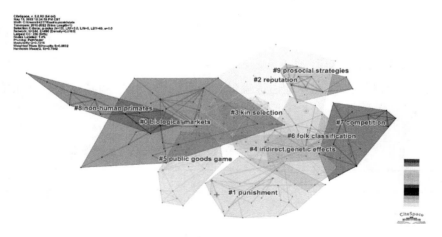

图6-4 间接互惠领域关键词聚类知识图谱

表 6-3　间接互惠领域聚类的主要关键词

排名	聚类名	主要关键词	平均年份	关键词数量/个
1	biological markets	biological markets moral psychology partner choice ultimatum game reputations	2015	26
1	punishment	punishment evolutionary dynamics public goods inclusive fitness theory evolutionary game theory	2014	26
3	reputation	reputation in-group favoritism gossip evolutionary dynamics prisoners dilemma	2016	25
4	kin selection	kin selection social selection reciprocity reputation group augmentation	2015	24
4	indirect genetic effects	indirect genetic effects reputation networks evolution of cooperation social behavior	2014	24

6.3.5　关键词时区分布

间接互惠领域关键词时区知识图谱如图 6-5 所示。相关文献的最大节点为 2010 年提出的 indirect reciprocity，早期的研究中高频关键词有 cooperation、evolution 等。相关概念时间跨度长、影响范围大，在早期奠定了相关研究的基础。相关研究持续到现在，后续的研究逐渐提出不一样的概念。而近期则出现了 dual hormone hypothesis、gender difference 等关键词。

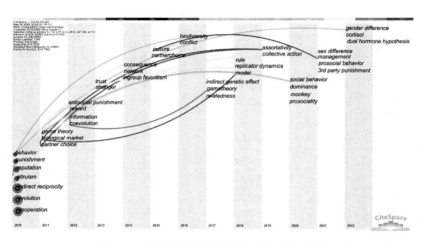

图6-5   间接互惠领域关键词时区知识图谱

6.3.6   关键词时间线

间接互惠领域关键词时间线知识图谱如图 6-6 所示。相关文献的最大聚类是 biological markets，平均年份为 2015 年，其中包含的关键词有 2010 年前后提出的 competitive altruism，随后出现了 biological markets、trust、common-pool resource 等关键词，该聚类主要关注的是 biological markets 的研究演进。近些年较为活跃的聚类有 kin selection、prosocial strategies 等。

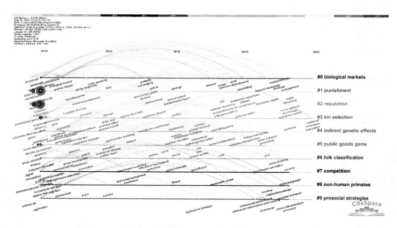

图6-6   间接互惠领域关键词时间线知识图谱

6.3.7　关键词突现分析

2010—2022 年间接互惠领域共有 33 个突现词。其中，selection、mutualism、public good 等词的突现开始时间最早。从突现持续的时间来看，competitive altruism、biological market、antisocial punishment 等词的突现时间较长，说明其在相当长的一段时间内是相关研究的热点。partner choice 的突现强度为 3.76，competitive altruism 的突现强度为 3.27，prisoners dilemma 的突现强度为 3.26，这些词的突现强度均较高，说明其出现了频次大幅变动的情况。综合来说，partner choice、competitive altruism、biological market 等词不仅突现强度较高，而且出现激增的时间较近，可以认为其是最新涌现的研究热点。

6.3.8　知识基础变迁

本研究将检索到的间接互惠领域的文献分为 1970—2011 年和 2012—2022 年两个阶段。利用 CiteSpace 分别绘制出不同阶段的知识基础情况，可以发现该领域知识基础连线颜色的深度不断加深，不同学科之间知识交叉越来越明显，呈现多元化趋势，说明该领域近年来吸引了不同领域的相关学者加入，研究数量显著增加。间接互惠领域的现有研究主要集中在 "#3 Ecology，Earth，Marine" "#4 Molecular，Biology，Immunology" 和 "#6 Psychology，Education，Health" 三个领域。从两个阶段的知识基础来看，核心知识基础主要为 "#7 Veterinary，Animal，Science" "#8 Molecular，Biology，Genetics" "#10 Plant，Ecology，Zoology" "#12 Economics，Economic，Political"，同时边缘的知识基础在不断增加。

6.3.9　结构变异模型

本研究对间接互惠领域的文献进行模式性变化率分析，分别得到两个阶段模式性变化率排名前 20 位的文献，见表 6-4 和表 6-5。

表6-4　间接互惠领域1970—2011年模式性变化率排名前20位的文献

排名	模式性变化率	文献
1	97.72	Taylor C, 2007, EVOLUTION, V61, P2281, DOI 10.1111/j.1558-5646.2007.00196.x
2	96.65	Nowak Martin A, 2007, P R SOC B, V274, P605, DOI 10.1098/rspb.2006.0125
3	96.45	Hauert C, 2006, J THEOR BIOL, V239, P195, DOI 10.1016/j.jtbi.2005.08.040
3	96.45	Pacheco Jorge M, 2006, PLOS COMPUT BIOL, V2, P1634, DOI 10.1371/journal.pcbi.0020178
5	96.43	Nowak Martin A, 2006, SCIENCE, V314, P1560, DOI 10.1126/science.1133755
6	95.15	Gaechter S, 2009, PHILOS T R SOC B, V364, P791, DOI 10.1098/rstb.2008.0275
7	95.01	Lehmann L, 2006, J EVOLUTION BIOL, V19, P1365, DOI 10.1111/j.1420-9101.2006.01119.x
8	94.06	Nakamaru M, 2009, J THEOR BIOL, V257, P1, DOI 10.1016/j.jtbi.2008.09.004
9	93.61	Ohtsuki H, 2006, J THEOR BIOL, V239, P435, DOI 10.1016/j.jtbi.2005.08.008
9	93.61	Brandt H, 2006, J THEOR BIOL, V239, P183, DOI 10.1016/j.jtbi.2005.08.045
11	93.34	Killingback T, 2006, P ROY SOC B-BIOL SCI, V273, P1477, DOI 10.1098/rspb.2006.3476
12	93.01	Ohtsuki H, 2007, J THEOR BIOL, V244, P518, DOI 10.1016/j.jtbi.2006.08.018
13	92.50	Doebeli M, 2005, ECOL LETT, V8, P748, DOI 10.1111/j.1461-0248.2005.00773.x
14	91.81	Santos Francisco C, 2008, NATURE, V454, P213, DOI 10.1038/nature06940
15	91.67	Semmann D, 2005, BEHAV ECOL SOCIOBIOL, V57, P611, DOI 10.1007/s00265-004-0885-3
16	91.64	Kiyonari T, 2008, J PERS SOC PSYCHOL, V95, P826, DOI 10.1037/a0011381

续表

排名	模式性变化率	文献
17	88.53	Fehr E, 2003, NATURE, V425, P785, DOI 10.1038/nature02043
18	87.50	Nowak Martin A, 2005, NATURE, V437, P1291, DOI 10.1038/nature04131
18	87.50	Brandt H, 2005, P NATL ACAD SCI USA, V102, P2666, DOI 10.1073/pnas.0407370102
18	87.50	Suzuki S, 2005, P ROY SOC B-BIOL SCI, V272, P1373, DOI 10.1098/rspb.2005.3072

表 6-5　间接互惠领域 2012—2022 年模式性变化率排名前 20 位的文献

排名	模式性变化率	文献
1	99.28	Biernaskie J M, 2013, J EVOLUTION BIOL, V26, P2081, DOI 10.1111/jeb.12222
2	99.00	Harrison F, 2013, BIOESSAYS, V35, P108, DOI 10.1002/bies.201200154
3	98.50	Molleman L, 2013, EVOL HUM BEHAV, V34, P342, DOI 10.1016/j.evolhumbehav.2013.06.001
3	98.50	Doncaster C Patrick, 2013, P ROY SOC B-BIOL SCI, V280, P415, DOI 10.1098/rspb.2013.0108
5	98.20	Holman L, 2013, BMC EVOL BIOL, V13, P0, DOI 10.1186/1471-2148-13-211
5	98.20	Garcia T, 2013, EVOLUTION, V67, P131, DOI 10.1111/j.1558-5646.2012.01739.x
5	98.20	Safarzynska K, 2013, J THEOR BIOL, V322, P46, DOI 10.1016/j.jtbi.2013.01.004
8	97.96	Frank S A, 2013, J EVOLUTION BIOL, V26, P1151, DOI 10.1111/jeb.12131
9	97.10	Smaldino Paul E, 2013, AM NAT, V181, P451, DOI 10.1086/669615
10	96.99	Gonzalez-Forero M, 2013, AM NAT, V182, P439, DOI 10.1086/671932
11	96.75	Momeni B, 2013, ELIFE, V2, P876, DOI 10.7554/eLife.00960
11	96.75	Refardt D, 2013, P ROY SOC B-BIOL SCI, V280, P850, DOI 10.1098/rspb.2012.3035
11	96.75	Ratcliff William C, 2013, AM NAT, V182, P147, DOI 10.1086/670943

续表

排名	模式性变化率	文献
11	96.75	Costa James T, 2013, BIOL LETTERS, V9, P0, DOI 10.1098/rsbl.2013.0335
15	96.39	McAvity David M, 2013, J THEOR BIOL, V333, P58, DOI 10.1016/j.jtbi.2013.04.027
15	96.39	Harman O, 2013, ISR J ECOL EVOL, V59, P117, DOI 10.1080/15659801.2013.827902
17	96.29	Rodrigues Antonio M M, 2013, AM NAT, V181, P609, DOI 10.1086/670031
18	96.05	Allen B, 2013, AM NAT, V181, P139, DOI 10.1086/670192
19	95.65	Wyatt G A K, 2013, J EVOLUTION BIOL, V26, P1854, DOI 10.1111/jeb.12195
19	95.65	Krupp D B, 2013, J EVOLUTION BIOL, V26, P2746, DOI 10.1111/jeb.12253

其中，1970—2011 年，Taylor C（2007）一文的模式性变化率最大，值为97.72，将该文引入文献共被引网络后，其施引文献使网络连线增加明显，该文链接的文献一共跨越了#0、#3、#6 三个聚类（见图 6-7）。Nowak Martin A（2007）一文的模式性变化率为 96.65，将该文引入文献共被引网络后，其施引文献使网络连线增加明显，该文链接的文献也跨越了#0、#3、#6 三个聚类（见图 6-8）。

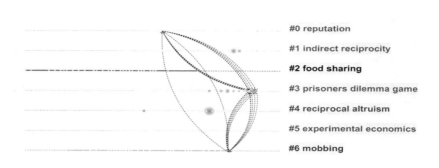

图 6-7　Taylor C（2007）文献被引入后网络连线增加的情况

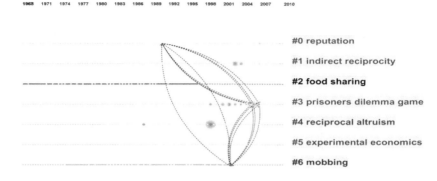

图 6-8　Nowak Martin A（2007）文献被引入后网络连线增加的情况

2012—2022 年，Biernaskie J M（2013）一文的模式性变化率最大，值为 99.28，将该文引入文献共被引网络后，其施引文献使网络连线增加明显，该文链接的文献一共跨越了#0、#4、#7 三个聚类（见图 6-9）。Harrison F（2013）一文的模式性变化率为 99.00，将该文引入文献共被引网络后，其施引文献使网络连线增加明显，该文链接的文献一共跨越了#0、#4、#5、#7 四个聚类（见图 6-10）。

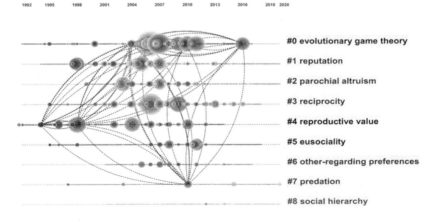

图 6-9　Biernaskie J M（2013）文献被引入后网络连线增加的情况

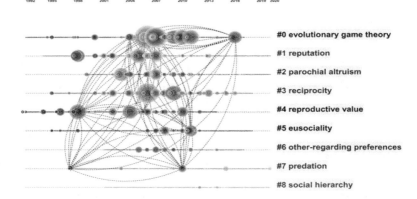

图 6-10 Harrison F（2013）文献被引入后网络连线增加的情况

本研究对间接互惠领域的文献进行聚类间链接变化率分析，分别得到两个阶段聚类间链接变化率排名前 20 位的文献（见表 6-6 和表 6-7）。

表 6-6 间接互惠领域 1970—2011 年聚类间链接变化率排名前 20 位的文献

排名	聚类间链接变化率	文献
1	24.53	Semmann D, 2005, BEHAV ECOL SOCIOBIOL, V57, P611, DOI 10.1007/s00265-004-0885-3
2	21.19	Brandt H, 2005, P NATL ACAD SCI USA, V102, P2666, DOI 10.1073/pnas.0407370102
3	19.14	Suzuki S, 2005, P ROY SOC B-BIOL SCI, V272, P1373, DOI 10.1098/rspb.2005.3072
4	18.30	Santos Francisco C, 2008, NATURE, V454, P213, DOI 10.1038/nature06940
5	15.50	Ohtsuki H, 2006, J THEOR BIOL, V239, P435, DOI 10.1016/j.jtbi.2005.08.008
6	12.09	Engelmann D, 2009, GAME ECON BEHAV, V67, P399, DOI 10.1016/j.geb.2008.12.006
7	12.05	Taylor C, 2007, EVOL ECOL RES, V9, P1023, DOI 10.1007/s10682-006-9004-4
8	12.04	Ohtsuki H, 2007, J THEOR BIOL, V244, P518, DOI 10.1016/j.jtbi.2006.08.018

排名	聚类间链接变化率	文献
9	10.62	Hauert C, 2010, J THEOR BIOL, V267, P22, DOI 10.1016/j. jtbi. 2010. 08. 009
10	10.61	Pacheco Jorge M, 2006, PLOS COMPUT BIOL, V2, P1634, DOI 10. 1371/journal. pcbi. 0020178
11	9.24	Wakano Joe Yuichiro, 2007, J THEOR BIOL, V247, P616, DOI 10. 1016/j. jtbi. 2007. 04. 008
12	9.23	Chalub F A C C, 2006, J THEOR BIOL, V241, P233, DOI 10. 1016/j. jtbi. 2005. 11. 028
12	9.23	Aktipis C Athena, 2006, ADAPT BEHAV, V14, P239, DOI 10. 1177/1059712306601400301
14	9.09	Servatka M, 2009, EUR ECON REV, V53, P197, DOI 10. 1016/ j. euroecorev. 2008. 04. 001
15	8.94	Suzuki S, 2007, J THEOR BIOL, V249, P93, DOI 10. 1016/j. jtbi. 2007. 07. 017
16	8.42	Takahashi N, 2006, J THEOR BIOL, V243, P418, DOI 10. 1016/ j. jtbi. 2006. 05. 014
17	8.40	Killingback T, 2006, P ROY SOC B-BIOL SCI, V273, P1477, DOI 10. 1098/rspb. 2006. 3476
18	8.33	Fishman M A, 2003, J THEOR BIOL, V225, P285, DOI 10. 1016/S0022-5193 (03) 00246-7
19	8.26	Hauert C, 2006, P R SOC B, V273, P2565, DOI 10. 1098/rspb. 2006. 3600
20	8.22	Rockenbach B, 2006, NATURE, V444, P718, DOI 10. 1038/nature05229

表 6-7　间接互惠领域 2012—2022 年聚类间链接变化率排名前 20 位的文献

排名	聚类间链接变化率	文献
1	17.00	Rodrigues Antonio M M, 2013, AM NAT, V181, P609, DOI 10. 1086/670031
2	15.94	Molleman L, 2013, P ROY SOC B-BIOL SCI, V280, P0, DOI 10. 1098/rspb. 2012. 3044

排名	聚类间链接变化率	文献
3	15.90	Krupp D B, 2013, J EVOLUTION BIOL, V26, P2746, DOI 10.1111/jeb.12253
4	15.89	Taylor P, 2013, J THEOR BIOL, V325, P76, DOI 10.1016/j.jtbi.2013.02.002
5	15.32	Houy N, 2013, J THEOR BIOL, V332, P78, DOI 10.1016/j.jtbi.2013.04.001
6	12.77	Cohen E, 2013, EVOL HUM BEHAV, V34, P230, DOI 10.1016/j.evolhumbehav.2013.02.001
7	10.97	Kurokawa S, 2013, THEOR POPUL BIOL, V84, P1, DOI 10.1016/j.tpb.2012.11.004
8	10.76	Sozou Peter D, 2013, J THEOR BIOL, V332, P261, DOI 10.1016/j.jtbi.2013.05.003
9	10.75	Krupp D B, 2013, AM NAT, V181, P707, DOI 10.1086/670029
10	10.02	Smead R, 2013, EVOLUTION, V67, P698, DOI 10.1111/j.1558-5646.2012.01831.x
11	9.70	McAvity David M, 2013, J THEOR BIOL, V333, P58, DOI 10.1016/j.jtbi.2013.04.027
12	8.70	Barclay Pat, 2020, P ROY SOC B-BIOL SCI, V287, P166, DOI 10.1098/rspb.2020.0819
13	8.64	Sylwester K, 2013, EVOL HUM BEHAV, V34, P201, DOI 10.1016/j.evolhumbehav.2012.11.009
14	8.60	Wakano Joe Yuichiro, 2013, THEOR POPUL BIOL, V84, P46, DOI 10.1016/j.tpb.2012.11.007
15	8.50	Wyatt G A K, 2013, J EVOLUTION BIOL, V26, P1854, DOI 10.1111/jeb.12195
16	8.49	Eldakar Omar Tonsi, 2013, EVOLUTION, V67, P1549, DOI 10.1111/evo.12031
17	8.46	Refardt D, 2013, P ROY SOC B-BIOL SCI, V280, P850, DOI 10.1098/rspb.2012.3035

排名	聚类间链接变化率	文献
17	8.46	Ratcliff William C, 2013, AM NAT, V182, P147, DOI 10.1086/670943
19	8.42	Ho H, 2013, CURR BIOL, V23, P1590, DOI 10.1016/j. cub. 2013.06.049
20	8.35	Herrmann E, 2013, J COMP PSYCHOL, V127, P63, DOI 10.1037/a0028929

其中，1970—2011 年，Semmann D（2005）一文被引入文献共被引网络后，其施引文献跨越了#0、#3 两个聚类主题（见图 6-11），说明该文献吸收了多个学科主题知识基础，具有较强的交叉属性，更可能成为代表研究前沿的文献。

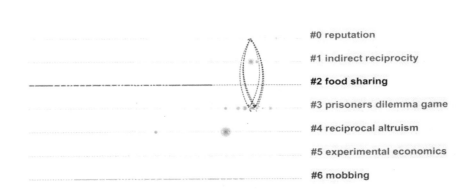

图 6-11　Semmann D（2005）在网络中的结构情况

2012—2022 年，Rodrigues Antonio M M（2013）一文被引入文献共被引网络后，其施引文献跨越了#0、#1、#5、#7 四个聚类主题（见图 6-12），说明该文献吸收了多个学科主题知识基础，具有较强的交叉属性，更可能成为代表研究前沿的文献。

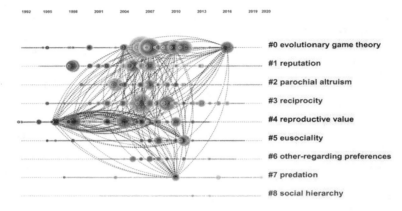

图 6-12 Rodrigues Antonio M M（2013）在网络中的结构情况

本研究对间接互惠领域的文献进行中心性分散度分析，分别得到两个阶段中心性分散度排名前 20 位的文献（见表 6-8 和表 6-9）。

表 6-8 间接互惠领域 1970—2011 年中心性分散度排名前 20 位的文献

排名	中心性分散度	文献
1	2.30	Milinski M，2002，NATURE，V415，P424，DOI 10.1038/415424a
2	1.68	Mark N P，2002，AM SOCIOL REV，V67，P323，DOI 10.2307/3088960
3	1.03	Fehr E，2002，NATURE，V415，P137，DOI 10.1038/415137a
3	1.03	Milinski M，2002，P ROY SOC B-BIOL SCI，V269，P881，DOI 10.1098/rspb.2002.1964
3	1.03	Wedekind C，2002，CURR BIOL，V12，P1012，DOI 10.1016/S0960-9822（02）00890-4
6	0.79	Cheng X，2002，PHYSICA A，V313，P683，DOI 10.1016/S0378-4371（02）00969-X
7	0.59	Fehr E，2003，NATURE，V425，P785，DOI 10.1038/nature02043
8	0.47	Nakamaru M，2009，J THEOR BIOL，V257，P1，DOI 10.1016/j.jtbi.2008.09.004
8	0.47	Bshary R，2002，P ROY SOC B-BIOL SCI，V269，P2087，DOI 10.1098/rspb.2002.2084
10	0.44	Fehr E，2003，NATURE，V422，P137，DOI 10.1038/nature01474

续表

排名	中心性分散度	文献
11	0.43	Ohtsuki H, 2009, NATURE, V457, P79, DOI 10.1038/nature07601
12	0.30	Semmann D, 2005, BEHAV ECOL SOCIOBIOL, V57, P611, DOI 10.1007/s00265-004-0885-3
12	0.30	Suzuki S, 2005, P ROY SOC B-BIOL SCI, V272, P1373, DOI 10.1098/rspb.2005.3072
14	0.29	Brandt H, 2005, P NATL ACAD SCI USA, V102, P2666, DOI 10.1073/pnas.0407370102
14	0.29	Nowak Martin A, 2005, NATURE, V437, P1291, DOI 10.1038/nature04131
14	0.29	Kiyonari T, 2008, J PERS SOC PSYCHOL, V95, P826, DOI 10.1037/a0011381
17	0.28	Wu Te, 2009, PHYS REV E, V80, P0, DOI 10.1103/PhysRevE.80.026121
17	0.28	Helbing D, 2009, P NATL ACAD SCI USA, V106, P3680, DOI 10.1073/pnas.0811503106
19	0.24	Nelissen Rob M A, 2008, EVOL HUM BEHAV, V29, P242, DOI 10.1016/j.evolhumbehav.2008.01.001
20	0.21	Dahanukar N, 2009, CURR SCI INDIA, V96, P801, DOI 10.1371/journal.pone.0004887

表 6-9 间接互惠领域 2012—2022 年中心性分散度排名前 20 位的文献

排名	中心性分散度	文献
1	0.51	Lindenfors P, 2013, ECOL EVOL, V3, P1104, DOI 10.1002/ece3.506
2	0.49	Smaldino Paul E, 2013, AM NAT, V181, P451, DOI 10.1086/669615
3	0.43	Ghoul M, 2014, EVOLUTION, V68, P318, DOI 10.1111/evo.12266
4	0.39	Harrison F, 2013, BIOESSAYS, V35, P108, DOI 10.1002/bies.201200154
5	0.38	Gonzalez-Forero M, 2013, AM NAT, V182, P439, DOI 10.1086/671932
6	0.36	Frank S A, 2013, J EVOLUTION BIOL, V26, P1151, DOI 10.1111/jeb.12131

续表

排名	中心性分散度	文献
6	0.36	Doncaster C Patrick, 2013, P ROY SOC B-BIOL SCI, V280, P415, DOI 10.1098/rspb.2013.0108
8	0.35	Molleman L, 2013, EVOL HUM BEHAV, V34, P342, DOI 10.1016/j.evolhumbehav.2013.06.001
9	0.29	McAvity David M, 2013, J THEOR BIOL, V333, P58, DOI 10.1016/j.jtbi.2013.04.027
9	0.29	Biernaskie J M, 2013, J EVOLUTION BIOL, V26, P2081, DOI 10.1111/jeb.12222
11	0.27	Sozou Peter D, 2013, J THEOR BIOL, V332, P261, DOI 10.1016/j.jtbi.2013.05.003
11	0.27	Costa James T, 2013, BIOL LETTERS, V9, P0, DOI 10.1098/rsbl.2013.0335
11	0.27	Allen B, 2013, AM NAT, V181, P139, DOI 10.1086/670192
14	0.26	McNally L, 2013, P ROY SOC B-BIOL SCI, V280, P3765, DOI 10.1098/rspb.2013.0699
15	0.25	Gingins S, 2013, P ROY SOC B-BIOL SCI, V280, P0, DOI 10.1098/rspb.2013.0553
16	0.24	Carter Gerald G, 2013, P ROY SOC B-BIOL SCI, V280, P1341, DOI 10.1098/rspb.2012.2573
17	0.21	Holman L, 2013, BMC EVOL BIOL, V13, P0, DOI 10.1186/1471-2148-13-211
18	0.19	Safarzynska K, 2013, J THEOR BIOL, V322, P46, DOI 10.1016/j.jtbi.2013.01.004
18	0.19	Tognetti A, 2013, EVOL HUM BEHAV, V34, P427, DOI 10.1016/j.evolhumbehav.2013.08.002
20	0.18	Baumard N, 2013, BEHAV BRAIN SCI, V36, P59, DOI 10.1017/S0140525X11002202

其中，1970—2011 年，Milinski M（2002）一文被引入文献共被引网络后，对原共被引网络中节点的中介中心性分布影响最大，其施引文献使网络的连线增加，跨越了#1、#3 两个聚类主题（见图 6-13），所以从中心性分散度的指标来看，该文献更容易成为间接互惠领域的研究热点。

2012—2022 年，Lindenfors P（2013）一文被引入文献共被引网络后，对原共被引网络中节点的中介中心性分布影响最大，其施引文献使网络的连线增加，跨越了#0、#7 两个聚类主题（见图 6-14），所以从中心性分散度的指标来看，该文献更容易成为间接互惠领域的研究热点。

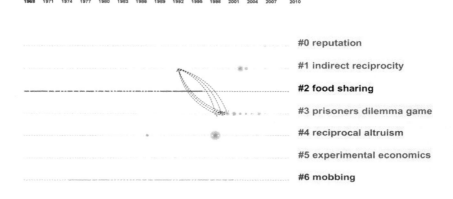

图 6-13　Milinski M（2002）在网络中的结构情况

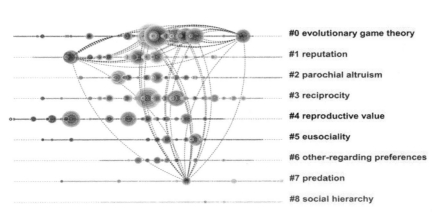

图 6-14　Lindenfors P（2013）在网络中的结构情况

综合模式性变化率、聚类间链接变化率、中心性分散度三个指标来看，1970—2011 年，Taylor C（2007）、Nowak Martin A（2007）、Hauert C（2006）等文献的三个指标值均较高。需要特别注意的是，Nowak Martin A、

Hauert C、Suzuki S 等学者有多篇文献是具有潜在影响力的文献，所以这些学者同样值得重点关注。2012—2022 年，Biernaskie J M（2013）、Harrison F（2013）、Molleman L（2013）等文献的三个指标值均较高，所以这些文献在未来更具影响力，可以重点关注。

6.4 总结与展望

人类是互惠行为的发起者和受益者。当人们接受不同人的帮助并选择帮助他人时，会出现这样的链式传导网络：甲帮助乙，乙帮助丙，丙帮助丁，以此类推。这也正是文中所述的间接互惠的具体表现形式。实验结果和计算机模拟研究的证据表明，间接互惠在社会互动中广泛存在，并且其强度并不弱于直接互惠。经济学领域的研究人员通过不同的实验反复验证了这一令人惊讶的事实。进一步的研究揭示了影响间接互惠行为的诸多因素，如情感体验与情绪表达、社会制度与社会规范、社会形象、互联网平台等。现阶段针对间接互惠领域的研究尚不充分，该领域已有的研究成果基本上是通过实验推动的，理论层面的研究非常有限，尚未出现具有较强解释力的理论模型。在现实层面，也有许多悬而未决的问题等待人们去研究。基于宏观视角，间接互惠不仅可能导致经济制度的运行发生重大变化，而且可能对制度的选择和形成产生重大影响。

—— 本章参考文献 ————————————————

[1] TAYLOR C，NOWAK M A. Transforming the dilemma［J］. Evolution，2007，61（10）：2281-2292.

[2] NOWAK M A，ROCH S. Upstream reciprocity and the evolution of gratitude［J］. Proceedings of the Royal Society B：Biological Sciences，2007，274（1）：605-609.

[3] SANTOS F C，PACHECO J M，LENAERTS T. Cooperation prevails when individuals adjust their social ties［J］. PLoS Computational Biology，2006，2（10）：

1284-1291.

[4] NOWAK M A. Five rules for the evolution of cooperation [J]. Science, 2006, 314 (5805): 1560-1563.

[5] GÄCHTER S, HERRMANN B. Reciprocity, culture and human cooperation: Previous insights and a new cross-cultural experiment [J]. Philosophical Transactions of the Royal Society of London, Series B: Biological Sciences, 2009, 364 (1518): 791-806.

[6] LEHMANN L, KELLER L. The evolution of cooperation and altruism: A general framework and a classification of models [J]. Journal of Evolutionary Biology, 2006, 19 (5): 1365-1376.

[7] NAKAMARU M, DIECKMANN U. Runaway selection for cooperation and strict and severe punishment [J]. Journal of Theoretical Biology, 2009, 257 (1): 1-8.

[8] BRANDT H, SIGMUND K. The good, the bad and the discriminator: Errors in direct and indirect reciprocity [J]. Journal of Theoretical Biology, 2006, 239 (2): 183-194.

[9] KILLINGBACK T, BIERI J, FLATT T. Evolution in group-structured populations can resolve the tragedy of the commons [J]. Proceedings of the Royal Society B: Biological Sciences, 2006, 273 (1593): 1477-1481.

[10] OHTSUKI H, IWASA Y. Global analyses of evolutionary dynamics and exhaustive search for social norms that maintain cooperation by reputation [J]. Journal of Theoretical Biology, 2007, 244 (3): 518-531.

第 **7** 章

副产品互助领域

7.1 引言

　　副产品互助起源于个体的自私行为。首先，它可以解释这样的一次性利他行为：当一个个体首先发现潜伏而来的猎食者的时候，会采取逃跑的行为以求生存，而这种行为将告知这个区域内的其他生物即将到来的危险。这种副产品利益的交换产生了副产品互助理论。根据 Connor 的定义，如果一个个体在一次利益互惠的互动中展现出某些特征——表现出某种适应性，调整自身行为以适应其他个体，从而获得利益，那么这是一种副产品互助。副产品互助理论解释了一次性利他行为，一个个体向另一个个体提供一些直接帮助，增加了另一个个体回报副产品利益的可能性。只要回报的副产品利益超过初始的投资，这种合作行为就将被自然选择所偏爱。这种副产品互助理论的简单性使其很少受到理论家的关注，但是它对自然界很重要。而且除了解释一次性利他行为，副产品互助理论还可以解释一些其他类型的利他行为。国外副产品互助领域的相关研究已经取得了一定的进展。为了更加清晰地把握相关的研究成果，本研究通过对国外副产品互助领域的相关文献进行可视化分析，梳理出国外副产品互助领域的研究进展，揭示国外副产品互助领域的研究热点及演进趋势等，以期助力副产品互助理论的进一步实践和研究。

7.2　研究方法与数据来源

本研究采用 CiteSpace 的知识图谱可视化分析的方法进行研究。为确保分析结果的可信性和准确性，仅对 Web of Science 的核心合集数据库进行主题词为"by-product mutualism"的检索。最终检索到 216 篇文献，所得文献数据中包含篇名、作者、机构等信息。检索时间为 2022 年 4 月 17 日。

7.3　文献统计与图谱分析

7.3.1　国家或地区发文量分布

利用 CiteSpace 的可视化功能，节点类型选择 Country，并设置 Top 值为50，最终生成副产品互助领域国家或地区合作网络知识图谱（见图 7-1）。

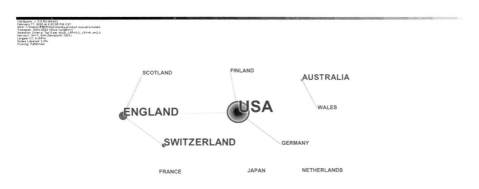

图 7-1　副产品互助领域国家或地区合作网络知识图谱

从图 7-1 可以看出，在副产品互助领域参与研究的国家或地区较少，共有 11 个国家或地区，各国家或地区之间的合作连线共 6 条，网络密度为0.1091，合作较为密切。该研究领域中国家或地区发文量排名前 4 位的是USA、ENGLAND、SWITZERLAND、AUSTRALIA，发文量均在 4 篇及以上。其中美国的节点最大，发文量最多，为 27 篇，接近总发文量的 1/4，是网络的核心节点。

来自美国的学者主要研究各类生物的互惠共生等问题。他们提出当生物体建立新的连接，使各方都受益时，互惠主义就会进化。当这种联系涉及一个为多个物种提供公共利益的供体时，只有当供体的收获大于付出时，才有可能选择互惠合作。相比之下，我们看到的却是数量众多的简单互动，这些互动可以被副产品互助主义以简单的形式所解释，在这种共生关系中，供体和受体都受益，但任何一方都不会进行昂贵的投资。这种理论的简单性值得我们对它加以更多的关注。

图 7-2 所示为副产品互助领域美国发文量年度分布情况。从图 7-2 可以看出，美国在该领域的研究开始于 2004 年，2004—2009 年仅在双数年进行研究，且在此期间双数年的发文量均为 3 篇。2010—2012 年，发文量较为平稳，均为 2 篇。2013—2015 年和 2016—2018 年这两个阶段的发文量趋势保持一致。在 2019 年以后，仅有 2 篇文献。

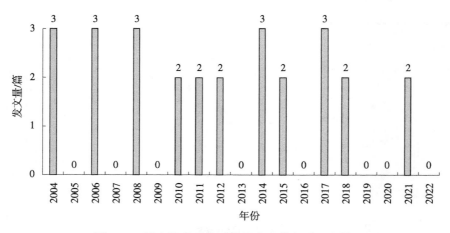

图 7-2　副产品互助领域美国发文量年度分布情况

7.3.2　机构合作网络

CiteSpace 中节点类型选择 Institution，绘制机构合作网络知识图谱，如图 7-3 所示。

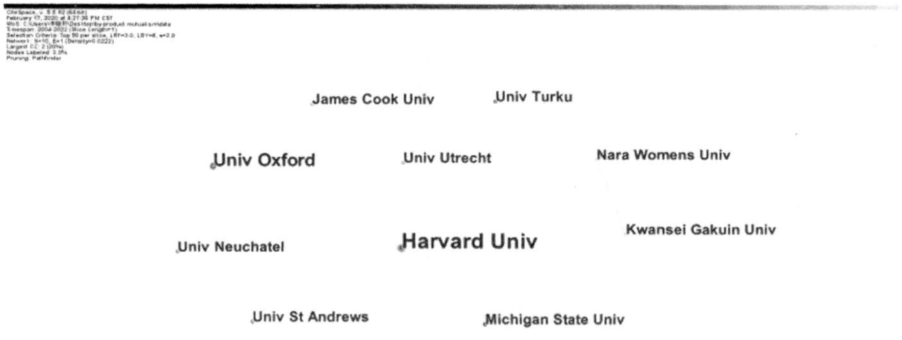

CiteSpace, v. 5.6.R2 (64-bit)
February 17, 2020 at 8:27:36 PM CST
WoS: C:\Users\卉\副产品\data\by\by-product mutual-simdata
Timespan: 2004-2020 (Slice Length=1)
Selection Criteria: Top 50 per slice, LRF=3.0, LBY=8, e=2.0
Network: N=10, E=1 (Density=0.0222)
Largest CC: 2 (20%)
Nodes Labeled: 3.0%
Pruning: Pathfinder

James Cook Univ　　　　Univ Turku

Univ Oxford　　　　Univ Utrecht　　　　Nara Womens Univ

Univ Neuchatel　　　　**Harvard Univ**　　　　Kwansei Gakuin Univ

Univ St Andrews　　　　Michigan State Univ

图 7-3　副产品互助领域机构合作网络知识图谱

机构合作网络知识图谱中共包含 10 个节点和 1 条连线，网络密度为 0.0222，由于检索数据的原因，主要机构的合作网络分布非常分散，机构数量较少。其中机构发文量排在前列的有 Harvard Univ、Univ Oxford、Nara Womens Univ、James Cook Univ 等。

Harvard Univ 的发文量排在首位，为 4 篇。相关文献研究了社会困境中的空间效应、社会网格的空间博弈等内容。在传统研究中，人们通过使用各种博弈理论模型来研究社会困境和合作的进化难题，如囚徒困境、公共物品博弈、雪堆博弈或副产品互惠主义。所有这些都是以个人和社区之间不同程度的利益冲突为特征的示例。在相互作用的个体群体中，合作者以自身的成本为整个群体创造了一种共同利益，而搭便车者则试图通过避免昂贵的付出便可利用资源。同时通过研究局部交互有限的空间结构对合作者和叛逃者进化命运的影响，证明了在囚徒困境型相互作用中，尽管参数范围非常有限，但空间结构有利于合作，而在雪堆型相互作用中，空间结构也可能有益，但结果往往不利于合作。

7.3.3　文献共被引分析

文献共被引分析是指若两篇文献同时出现在了第三篇施引文献的参考文献目录中，则这两篇文献为共被引关系。文献的共被引关系会随时间的变化

而变化，通过对文献共被引网络的研究，可以探究某一学科的发展和演进动
态。利用 CiteSpace 生成副产品互助领域文献共被引知识图谱（见图 7-4），
用来揭示该领域的学术共同体以及做出重要贡献的关键文献。在副产品互助
领域共出现了 63 位共被引作者，且文献之间的重合度较高，共被引网络范围
非常广。

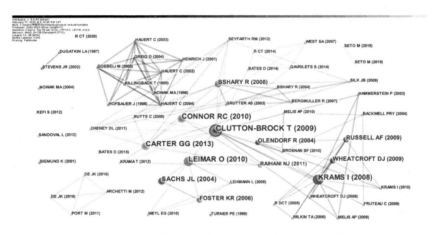

图 7-4　副产品互助领域文献共被引知识图谱

从文献共被引知识图谱可以看出，文献之间形成了 5 个学术研究共同体，
其中以文献 CLUTTON-BROCK T（2009）为中心的团体范围最大，包含近 40
篇共被引文献。该文献提出容忍策略是一种降低成本的机制，使生物体能够
恢复一些因损伤而丧失的适应力。首先，容忍提供了一个关键途径来降低损
害成本，通过这种途径，互惠前宿主可以降低与其寄生者的关联成本，促进
合作。这对于"进化依赖"型互惠主义的演化是成立的。其次，在完全互惠
中，宽容可以通过减少合作来维持合作。从共被引频次上看，共被引次数排
在前列的有 CLUTTON-BROCK T（2009）、KRAMS I（2008）、CONNOR RC
（2010）、LEIMAR O（2010）、CARTER GG（2013），其共被引频次均在 6 次
及以上。

7.3.4　关键词共现网络

在 CiteSpace 中，将时间间隔设置为 1 年，并设置 Top 值为 50，在裁剪选

项中设置 Pathfinder、Pruning the merged network 等参数，以关键词共现网络的方法为主，生成副产品互助领域关键词共现知识图谱（见图 7-5）。关键词共现知识图谱共包含 43 个节点和 25 条连线，网络密度为 0.0277。

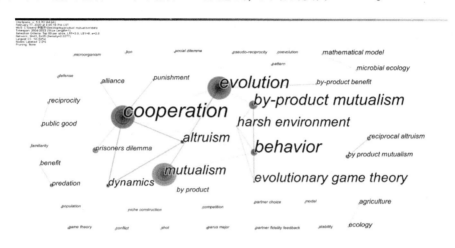

图 7-5　副产品互助领域关键词共现知识图谱

主要关键词 evolution、mutualism、cooperation 的节点较为明显，共出现了 74 次，共同构成了网络核心节点。三个关键词首次出现的时间分别为 2004 年、2008 年、2006 年。与副产品互助相关的关键词包括 by-product mutualism、reciprocal altruism、reciprocity 等。副产品互助主义和互惠利他主义的概念对互惠互利理论的发展起到了重要作用。副产品互助主义可以作为副作用解释主要惠及承担者和惠及其他个体的性状演变，而互惠利他主义则可以解释对其他个体进行昂贵投资的性状演变。共生单元之间的共生关系有寄生、偏利共生、非对称互惠共生和对称互惠共生四种。寄生不能产生新能量，能量由宿主向寄生者单向转移。偏利共生虽然能够产生新能量，但一方将获取全部新能量，不存在新能量的广谱分配。非对称互惠共生产生新能量，但能量分配不对称。对称互惠共生可以实现双方互利共赢。此外，与进化相关的关键词有 evolution、evolutionary game theory、competition 等。关于生物体的关键词有 parus major、lion、microorganism 等。

7.3.5 关键词时区分布

副产品互助领域关键词时区知识图谱如图 7-6 所示。

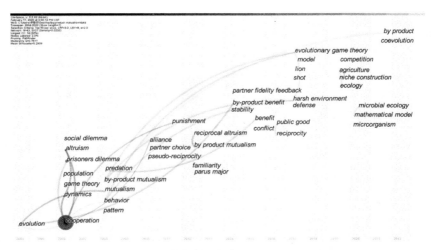

图 7-6 副产品互助领域关键词时区知识图谱

副产品互助领域的新增关键词首先出现于 2004 年，为 evolution。关键词较多地出现在 2006 年和 2008 年，包括 social dilemma、altruism、pattern、predation 等。说明这两年学者们对于副产品互助领域的研究兴趣较浓厚，研究数量较多，奠定了相关研究的基础。相关研究持续到现在，后续的研究逐渐提出较为差异化的概念。整体上关键词在年度分布中较为平均。近年来出现了 coevolution、by product、microbial ecology、mathematical model、microorganism 等关键词，表明这些关键词有可能成为今后研究的热点内容。

7.4 总结与展望

本研究对 2004—2022 年副产品互助领域的相关文献进行分析，运用 CiteSpace 清晰而全面地展现现阶段国外副产品互助领域的研究热点、研究现状和前沿趋势，得到国家或地区合作网络知识图谱、机构合作网络知识图谱、文献共被引知识图谱、关键词共现知识图谱、关键词时区知识图谱等。

在未来的副产品互助领域研究中，要进一步拓宽研究视野，提高研究结果的科学性，丰富研究方法，如运用比较研究对不同地区进行比较。同时积极推进跨学科合作发展研究，应当通过对多学科知识的融合，从多角度、多方位分析问题，以突破单一学科知识阈限。由此，在未来的利他行为的研究中，可以扩大研究的学科分布，以检验不同领域中利他行为的多层次选择和多级选择；可以加强学科之间的联系，以便对利他行为进行更好的探索与发现；可以加强作者和机构之间的合作与沟通，以使利他行为的研究能够更加细致、持久，且为利他行为研究的效度提供保障。未来的研究会呈现出更加多元的进路与更深入且多维的系统讨论趋势。例如，将达尔文式人口论引入利他行为的研究专题中，从科学哲学的视角挖掘利他行为的解释结构，为利他行为的哲学研究提供一个新的契机与思路。副产品互助理论将使讨论主题更加深入、立体。

哈佛大学的研究证明，在副产品互助模型（雪堆博弈）的相互作用中，空间效应、社会网格的空间博弈有利于合作进化。该研究提出容忍策略是一种降低成本的机制，使生物体能够恢复一些因损伤而丧失的适应力。这对于副产品互助型利他主义的演化是成立的。副产品互助主义可以解释利他行为的发出者和被助者的性状演变，互惠主义则可以解释耗费高成本对其他个体进行帮助的性状演变。在未来的研究中，副产品互助主义和互惠利他主义的讨论将成为新的学术热点。

—— 📖 本 章 参 考 文 献 ——————————————————————————

[1] FAYLE T M, EDWARDS D P, TURNER E C, et al. Public goods, public services and by-product mutualism in an ant-fern symbiosis [J]. OIKOS, 2012, 121 (8): 1279-1286.

[2] HAUERT C. Spatial effects in social dilemmas [J]. Journal of Theoretical Biology, 2006, 240 (4): 627-636.

[3] ESTRELA S, TRISOS C H, BROWN S P. From metabolism to ecology: Cross-feeding interactions shape the balance between polymicrobial conflict and mutualism

［J］．American Naturalist，2012，180（5）：566-576.

［4］ EDWARDS D P．The roles of tolerance in the evolution，maintenance and break-down of mutualism［J］．Naturwissenschaften，2009，96（10）：1137-1145.

［5］ 李作学，张传旺，李文雅．基于知识图谱的突发公共卫生事件研究可视化分析［J］．经营与管理，2022（4）：87-96.

［6］ LEIMAR O，CONNOR R C．By-Product Benefits，Reciprocity，and Pseudoreci-procity in Mutualism［M］//Dahlem Workshop Reports：Environmental Sciences Research Report，2003：203-222.

［7］ 廖岷，王鑫泽．商业银行投贷联动机制创新与监管研究［J］．国际金融研究，2016（11）：45-55.

［8］ 钱燕，王世文．投贷联动机制的动态演化博弈研究［J］．苏州大学学报（哲学社会科学版），2017（6）：108-116.

［9］ 魏国雄．投贷联动的风险防控［J］．中国金融，2016（5）：41-43.

［10］ 吴勇民，纪玉山，吕永刚．金融产业与高新技术产业的共生演化研究：来自中国的经验证据［J］．经济学家，2014（7）：82-92.

第 **8** 章

老年人生命质量领域

8.1 引言

健康老龄化是 21 世纪全球战略的重要组成部分，通过全社会的共同努力，使老年人群体呈现健康状态，老年人的生命质量得到提升，其生活满意度较高，能够幸福地度过晚年。随着年龄增长，老年人易出现生理功能衰退、社会角色转变和社会适应能力降低等问题，严重影响其生命质量。老年人生命质量问题已涉及社会经济、家庭生活以及个人生命周期等各个方面。

我国关于老年人生命质量的研究近些年发展迅速。就目前国内的研究而言，综述类文献相对较少，且缺乏对专业文献计量分析工具的应用。CiteSpace 作为一款科学文献计量和知识网络可视化分析软件，近年来日益受到学术界的关注和青睐，但该工具尚未被应用于老年人生命质量领域的研究。因此，本研究运用 CiteSpace 绘制老年人生命质量领域的知识图谱，客观地分析目前老年人生命质量的研究现状，为促进健康老龄化提供有价值的参考。

8.2 研究方法与数据来源

本研究采用 CiteSpace 的知识图谱可视化分析的方法进行研究。为确保分析结果的可信性和准确性，选择在 CNKI 核心期刊和 CSSCI 中进行检索。本研究检索主题 = "老年人生命质量" or "老年人生活质量" or "老年人生存质量"，时间跨度为 1992—2022 年，共检索出 1066 篇文献。检索时间为 2022 年 4 月 20 日。

8.3 文献统计与图谱分析

8.3.1 文献数量分布

为从总体上把握老年人生命质量领域的研究趋势，本研究分析了1992—2022年老年人生命质量领域发文量总体趋势，如图8-1所示。

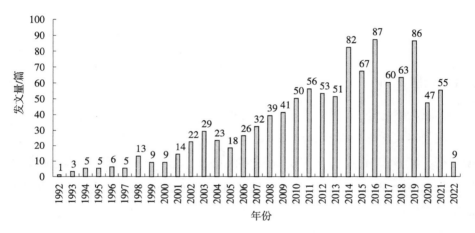

图8-1 老年人生命质量领域发文量年度分布情况

1992—2006年，年发文量均在30篇以内，发文量不多，是老年人生命质量领域研究的起步阶段，这可能与该段时间内研究方法有限、高质量相关文献不足等有关。2007—2013年，年发文量稳定在30~60篇，为该领域的稳定发展期。随着研究方法和研究内容的丰富，2014年的发文量首次超过了80篇，增长率达到了60.78%。2014—2021年，年发文量均在40篇以上，且年发文量有波动，该时期为老年人生命质量领域的波动发展期。2022年数据不完整，暂不讨论。

8.3.2 作者合作网络

图8-2所示为老年人生命质量领域作者合作网络知识图谱。通过分析本领域的作者发文量和作者间的联系，可以发现高产作者（见表8-1）及高影

响力作者。

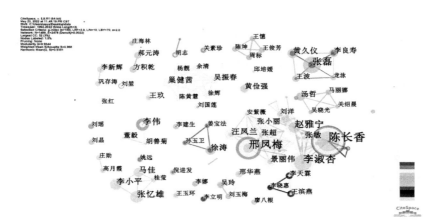

图 8-2　老年人生命质量领域作者合作网络知识图谱

表 8-1　老年人生命质量领域发文量排名前 10 位的高产作者

排名	作者	年份	发文量/篇	合作度
1	陈长香	2012	23	17
2	邢凤梅	2014	17	21
3	李淑杏	2012	16	13
4	张磊	2002	12	24
5	赵雅宁	2012	11	15
6	李伟	2007	9	20
6	张忆雄	2012	9	10
8	李小平	2013	8	10
8	汪凤兰	2014	8	12
10	徐涛	2003	7	11

作者合作网络中共包含 1489 个节点和 2478 条连线，网络密度为 0.0022。主要的合作群体有 7 个：网络 1 由陈长香、赵雅宁、李淑杏、张敏、刘洋等人组成，其中陈长香、赵雅宁、李淑杏均是高产作者；网络 2 由邢凤梅、汪凤兰、张小丽、张超、景丽伟等人组成，其中邢凤梅、汪凤兰是高产作者；网络 3 由巢健茜、吴振春等人组成。各团队之间缺乏合作，多为团队内部合作。

尽管研究群体较为庞大，但高产作者较少。从研究作者的发文量来看，单位作者的发文量并不大，排名前 3 位的为陈长香、邢凤梅、李淑杏，发文量在 10 篇及以上的作者仅有 5 位。从作者的合作度来看，主要作者中多位合作度较高。结合图 8-2，可以认为在相关领域内并未形成严密、成熟的合作网络。总体来说，高产作者与合作密度和力度有着明显的联系，主要的合作网络较为密集。

8.3.3 机构合作网络

本研究运用 CiteSpace 中的合作网络分析功能，挖掘老年人生命质量领域研究机构的网络关系，如图 8-3 所示。

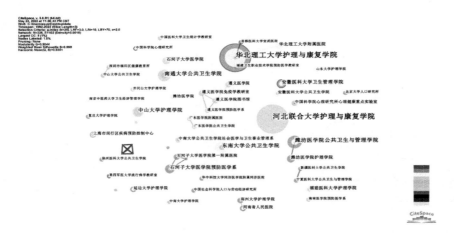

图 8-3 老年人生命质量领域机构合作网络知识图谱

机构合作网络中共包含 336 个节点和 102 条连线，网络密度为 0.0018，说明研究老年人生命质量的机构较多，但机构间的合作强度比较弱，即研究老年人生命质量的机构比较分散，且未形成较强且广泛的合作网络。其中已形成的比较明显的机构合作网络有 2 个：网络 1 由华北理工大学护理与康复学院、华北理工大学附属医院、首都医科大学宣武医院等机构组成，这是发文量最多、合作密度最大的合作网络；网络 2 由遵义医学院、遵义医学院图书馆、遵义医学院预防医学系、遵义医学院免疫学教研室等机构组成。其余高产机构的合作网络并不显著或数量不足。

为了深层次地分析研究机构的成果及合作关系，对图 8-3 进行进一步的数据挖掘，得到发文量排名前 10 位的高产机构（见表 8-2）。发文量最多的是河北联合大学护理与康复学院。从图 8-3 和表 8-2 可以看出，研究成果排名前 3 位的机构合作网络关系并不显著。表明目前国内学者关于老年人生命质量的研究大多是以独立机构进行的，机构间仍有较大的合作空间，有待从跨学科、跨区域建立更为深入的机构合作关系。

表 8-2　老年人生命质量领域发文量排名前 10 位的高产机构

排名	机构	年份	发文量/篇	合作度
1	河北联合大学护理与康复学院	2012	20	2
1	华北理工大学护理与康复学院	2015	20	2
3	潍坊医学院公共卫生与管理学院	2016	9	1
4	东南大学公共卫生学院	2010	8	1
4	南通大学公共卫生学院	2008	8	1
6	中山大学护理学院	2005	7	0
7	石河子大学医学院预防医学系	2014	6	2
7	安徽医科大学卫生管理学院	2016	6	2
9	潍坊医学院护理学院	2019	5	1
9	华北理工大学附属医院	2016	5	1

为了更好地促进老年人生命质量领域的相关研究，要加强研究机构的合作意识，充分利用各方智慧，突破学术壁垒，鼓励非医学院校更多地参与研究，并进行跨区域合作，使科学界共同关注老年人生命质量。

8.3.4　关键词共现网络

本研究根据文献的关键词，共发现高频关键词 462 个，形成 613 条连线。老年人生命质量领域关键词共现知识图谱如图 8-4 所示。可以看出"生活质量"是最大的节点，"老年人"和"生命质量"次之。从 CiteSpace 统计出的时间跨度来看，"老年人""消渴/中医药疗法""生活质量""幸福度""正性情感"出现的时间较早，而近期则出现了"固定效应模型""疾病感知"
"heckman 两步法模型""延续护理""应对方法"等关键词，预计将成为未来研究的新方向。

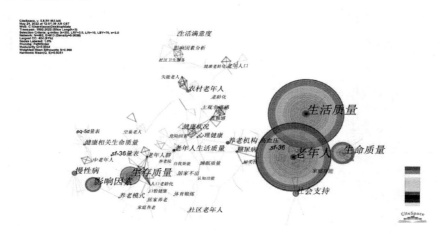

图 8-4　老年人生命质量领域关键词共现知识图谱

从代表节点促进作用的中介中心性指标来看（见表 8-3），"老年人生活
质量""老年人群"和"糖尿病"与其他关键词之间的通信较强，可见相关
研究主要利用这些关键词展开。同时可以看到，"上海市""疾病感知"等关
键词的频次虽然不高，但其中介中心性较高，说明其经常处于和其他关键词
通信的路径中，对文献之间的互引关系产生了积极作用。

表 8-3　老年人生命质量领域按中介中心性排名前 10 位的关键词

排名	关键词	频次	中介中心性
1	老年人生活质量	27	0.92
2	老年人群	14	0.85
3	糖尿病	19	0.76
4	老年人	463	0.74
5	上海市	1	0.66
6	疾病感知	1	0.65
7	心理健康	16	0.37

排名	关键词	频次	中介中心性
8	生活质量	464	0.32
9	who-5 量表	2	0.30
10	主观幸福感	11	0.29

8.3.5　关键词聚类分析

本研究采用 CiteSpace 进行关键词共现的聚类分析，以直观地反映老年人生命质量领域的研究热点，如图 8-5 所示。节点 $N=462$，连线数 $E=613$，网络密度 $D=0.0058$。图 8-5 中的模块值 $Q=0.8920$，说明该网络结构聚类效果较好；平均轮廓值 $S=0.9793$，说明聚类同质性较高，不同聚类划分较好。图 8-5 中展示的 10 种关键词聚类，#0 生存质量、#1 老年人、#2 生活质量排在前 3 位。排在前 5 位的聚类的平均年份在 2008 年前后，说明相关研究在此时期趋于成熟。其中最大的聚类为"生存质量"，年份为 2008 年，共包含 49 个关键词（见表 8-4）。对关键词进行整理，可知老年人生命质量领域的相关研究目前主要集中在三个方向：①不同干预手段对老年人生命质量的影响。其中综合护理和延续护理是常用护理手段，健康教育和社区护理也是常见的护理方式。②对老年人生命质量本身的研究。除老年人主群体外，研究还包括不同病种（如高血压、糖尿病等）、不同居住地（如农村老年人、社区老年人）和不同养老模式（如养老机构、居家养老）等亚群体，试图提出差异化解决方案，以适应不同病种或人群特征，切实提高各亚群体老年人的生命质量。③生命质量测评量表的研制及其在老年人群中的信效度检验。

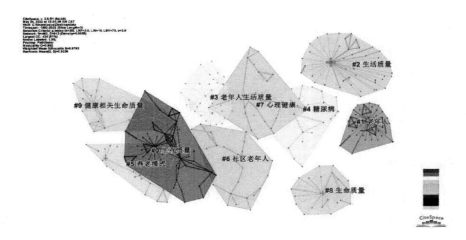

图 8-5　老年人生命质量领域关键词聚类知识图谱

表 8-4　老年人生命质量领域聚类的主要关键词

排名	聚类名	主要关键词	平均年份	关键词数量/个
1	生存质量	生存质量 人口老龄化 生活质量 老年人群 社会资本	2008	49
2	老年人	老年人 家庭功能 生存质量 生命质量 社会支持	2007	48
3	生活质量	生活质量 生命质量 生存质量 空巢老年人 高龄老年人	2006	45

排名	聚类名	主要关键词	平均年份	关键词数量/个
4	老年人生活质量	老年人生活质量 健康状况 危险因素 婚姻状况 城乡	2009	32
5	糖尿病	糖尿病 相关性 高血压 sf-36 健康相关生活质量	2012	25
5	养老模式	养老模式 影响因素 卫生服务需求 sf-12 老年人健康	2007	25
7	社区老年人	社区老年人 认知功能 居家不出 自我效能干预 社会隔离	2014	24
8	心理健康	心理健康 养老机构 生理健康 主观幸福感 孤独感	2013	23
9	生命质量	生命质量 生活质量 维吾尔族 生存质量 社会因素	2010	22

续表

排名	聚类名	主要关键词	平均年份	关键词数量/个
9	健康相关 生命质量	健康相关生命质量 中老年人 eq-5d 量表 sf-36 量表 心理测量学研究	2012	22

8.3.6　关键词时区分布

老年人生命质量领域关键词时区知识图谱如图 8-6 所示。相关文献的最大节点为 1993 年提出的"生活质量"，早期的研究中高频关键词有老年人、家庭养老、生存质量、生命质量等。研究的相关概念时间跨度长、影响范围大，高频词集中出现在 1992—2003 年，说明此时期的研究热度较高，奠定了相关研究的基础。相关研究持续到现在，后续的研究逐渐提出不一样的概念。而近期则出现了"基本医疗保险""机构养老者""生命意义感"等关键词，说明研究更加深入细致了。

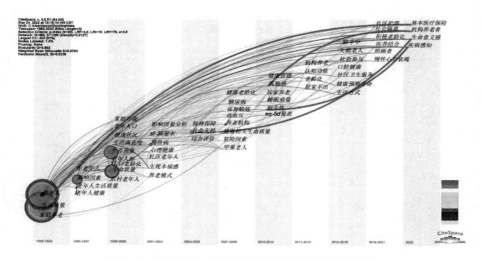

图 8-6　老年人生命质量领域关键词时区知识图谱

8.3.7　关键词突现分析

为了更深入地了解老年人生命质量领域研究的演化发展趋势，本研究得到 1992—2022 年本领域的突现词共 41 个。

从时间序列来看，"老年人生活质量""老年人健康""生活满意度"等词的开始时间最早；"社区护理""社会隔离""照顾者"等词的开始时间最晚且一直持续到现在，这将是日后研究可以接驳的点。从突现持续时间来看，"老年人群""生活满意度"和"老年人健康"等词的突现时间较长，说明其在相当长的一段时间内是相关研究的热点。"老年人生活质量"的突现强度为 10.41，"养老机构"的突现强度为 6.09，"养老模式"的突现强度为 5.37，这些词的突现强度非常高，说明其出现了频次大幅变动的情况。综合来说，"养老机构""健康相关生命质量"和"口腔健康"等词不仅突现强度较高，而且时间较近，可以认为其是最新涌现的研究热点。

8.4　讨论

老年人生命质量的定量研究长期以来过度依靠个体样本的调查数据，在视野、方法和理论关照等方面形成了微观旨趣，削弱了相关研究对于心理学和社会学学科发展以及社会治理的贡献能力。如果我们引入"随附性"（supervenience）的概念，会发现老年人生命质量研究的"整体主义"的优势不在于本体论而在于方法论。

本研究认为，围绕生命质量这一焦点领域，老年人生命质量研究主题现已呈现两条较为明显的随附性演变路径：微观—宏观随附，主观—客观随附。

1.　微观—宏观随附

如果个体属性必然体现了社会属性，那么就可以说社会层次属性"随附"在一系列个体层次属性之上。这样，个体属性相同的群体，其社会属性必然一致。但反过来未必如此，因为相同的社会属性可通过不同的方式来生成。当"随附"使社会群体具有了非简单加总的个体属性时，我们就可以回避本体论特别是因果主体争论，而是采用"方法论整体主义"的角度。我们把这种随附性叫作微观—宏观随附性。

例如，当关注影响老年人生命质量的微观层面的职业性因素时，关于某一职业类型的老年人生命质量的调查较多，大致按时间顺序，如对离退休老年人生命质量的研究、对高校离退休老年人家庭特征与幸福度的相关性研究、对老年军人生活质量状况的调查等。然后就是对某一地区老年人生命质量的宏观层面的群体性研究，如对广东城乡老年人、包头市牧区老年人、长三角地区农村老年人、天津市老年人、苏州市老年人生命质量的调查与评估，以及对北京市城乡老年人生活状况和生活满意度的比较，对济南市部分区县老年人生命质量与生活满意度的研究，等等。

全国性的老年人生命质量研究虽然开始得相对较晚，但更偏向于微观和宏观相融合的视角，认为老年人生命质量属性随附于市场、政府以及社会变迁等社会属性，并将这种随附结构嵌入社会转型的宏大背景下加以考量，在某种程度上弥补了上述不足。例如，结合个体纵向比较与群体横向比较两种方式，考察研究中国老年人口的生活满意度。研究者们不但积极探索老年人生命质量的影响因素及其相互关系，而且努力寻求提高老年人生命质量的有效对策。

2. 主观—客观随附

关于老年人生命质量的研究，研究者们普遍认为主要包括客观指标和主观感受两个方面。客观指标通常指老年人的物质生活条件和身心健康状况，主要包括经济收入、职业、家庭环境、社会保障、身体疾病、认知功能等。早期的研究关注客观指标，但客观指标不能充分揭示老年人的生活满意度，其局限性在研究中也早已被研究者所认知。在后来的研究中，对老年人生命质量主观层面的关注度越来越高，主观感受强调的是老年人对生活质量的总体评价，如生活满意度、主观幸福感、归属感、安全感等。有研究发现，在家庭中与子女、配偶的沟通交流和在社会上与老龄朋友间的交往方面，老年人的心理需求越来越强烈。

不可否认，客观指标和主观感受共同构成衡量老年人生活质量的两个部分，那么二者之间的关系如何？

这里引入主观—客观随附性，我们认为基于客观存在和主观感受的这种随附结构，其实是心身随附性的一种情况。致力于该领域研究的学者不仅要考虑老年人面临的不同政治、经济、社会、文化等客观条件，更要重视处于上述客观环境下的老年人所形成的主观感受，以主客观随附关系的思路来思考老年人的发展质量问题已是大势所趋。

当代中国老年人生命质量研究的宏观转向，是通过随附性的概念建构从"微观旨趣"主导走向"宏观观照"的过程，是中国国内研究的自我革新精神与不懈的理论追求在新时代的回响。

8.5　总结与展望

总体来看，随着时间的推移、社会的进步以及外部环境的变化，"老年人生命质量"的研究内容和研究热点也在不断发生变化，这说明"老年人生命质量"是一个具有研究价值的领域。

纵观老年人生命质量领域研究的发展，可知该领域呈现以下发展趋势：①研究对象越来越细化，慢性病老人、农村老人、社区老人和空巢老人日益受到关注，但对失独老人、失能老人和失智老人的研究目前相对较少。②既注重老年人的生理健康，更注重其心理健康，尤其是焦虑和抑郁问题，同时关注社会支持的作用。③护理措施与方法越来越全面和专业化，综合护理、循证护理、延续护理和个性化护理等多种护理方式相继出现，并以此促进老年人生命质量的提升。

— 本章参考文献

[1] 张继萍，秘玉清，刘一鋆，等. 山东省4地市社区老年人生命质量及影响因素 [J]. 中国老年学杂志，2019，39（8）：1983-1987.

[2] 陈可冀，张亚群，洪国栋，等. 积极应对我国老龄问题的建议 [J]. 中国老

年学杂志，2012，32（9）：1777-1784.

[3] 戴萌娜，张建华，井淇，等. 基于文献计量学的中国老年人生活质量现状及发展趋势 [J]. 中国老年学杂志，2019，39（10）：2523-2525.

[4] 施英丽. 心理护理及健康教育对老年肺癌患者生存质量的影响 [J]. 中国卫生标准管理，2016，7（3）：193-195.

[5] 张建凤，李志菊，王惠明，等. 社区护理干预对合肥市空巢老人生活质量的影响 [J]. 中华护理杂志，2011，46（6）：548-551.

[6] 王海棠，寿涓，任利民，等. SF-12量表评价上海市社区老年人生命质量的信效度研究 [J]. 中国全科医学，2019，22（9）：1057-1061.

[7] 张丽艳，宋明学. 离退休老年人的生活质量研究 [J]. 中国健康教育，1998（9）：25-27.

[8] 关念红，张晋碚，唐济湘. 部分高校离退休老人家庭特征与幸福度的相关性 [J]. 中山医科大学学报，1999（3）：211-213.

[9] 张磊，邵晨，黄久仪. 影响老年军人生活质量的相关因素研究 [J]. 疾病控制杂志，2004（1）：46-48.

[10] 陈薇，周琼. 关于老年人生活质量研究的综述 [J]. 兰州学刊，2018（1）：81-84，101.

[11] 李建新，骆为祥. 社会、个体比较中的老年人口生活满意度研究 [J]. 中国人口科学，2007（4）：65-73.

[12] 靳小怡，李树茁. 中国社会转型期老年人生活状况研究 [J]. 西安交通大学学报（社会科学版），2001（2）：61-65.

[13] 沈兵明，应风其，王冠华. 如何提高老年人生活质量：从杭州市老年人需求状况抽样调查说起 [J]. 人口研究，1998，22（6）：50-52.

第 9 章

老年人幸福感领域

9.1 引言

根据《中国发展报告 2020：中国人口老龄化的发展趋势和政策》，"十四五"期间我国老年人口数量将突破 3 亿人，我国将从轻度老龄化社会迈入中度老龄化社会。到 21 世纪中叶，我国人口老龄化程度将达到最高峰，65 岁及以上老年人口占比将接近 30%。主观幸福感（Subjective Well-Being，SWB），是指评价者根据自定的标准对本人生活质量进行整体性评估而产生的体验。研究老年人的主观幸福感有助于探索维持老年人心理健康的方法和途径，有助于社会关注和改善老年人群的生活质量，有利于家庭和睦及我国经济社会和谐、稳定与快速发展。本研究基于 CiteSpace 对有关老年人主观幸福感的文献进行可视化分析，以期为国内研究者提供新的研究思路。

9.2 研究方法与数据来源

本研究采用 CiteSpace 的知识图谱可视化分析的方法进行研究。为确保分析结果的可信性和准确性，仅对 Web of Science 数据库中的核心期刊进行主题词为"老年人幸福感"的检索。最终检索到 675 篇文献，所得文献数据中包含篇名、作者、机构等信息。检索时间跨度为 1993—2022 年，检索时间为 2022 年 5 月 3 日。

9.3 文献统计与图谱分析

9.3.1 文献数量分布

图 9-1 所示为老年人幸福感领域发文量年度分布情况。1993—2022 年共发表 675 篇 CSSCI 或核心期刊文献，总体上基本呈现出波动增长的趋势。1993—2001 年发文量不多，此阶段为本领域的起步阶段，这可能与该阶段的研究方法有限、高质量文献不足等原因有关。随着研究方法和内容的丰富，2002 年发文量开始出现较大幅度的增长，且在 2009 年之后增长迅速，此阶段为本领域的快速发展期。

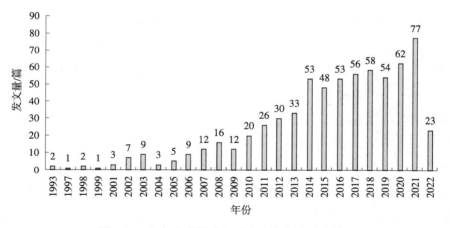

图 9-1　老年人幸福感领域发文量年度分布情况

注：1994—1996 年、2000 年发文量为 0 篇。

9.3.2 作者合作网络

图 9-2 所示为老年人幸福感领域作者合作网络知识图谱。通过分析老年人幸福感领域的作者发文量和作者间的联系，可以发现高产作者（见表 9-1）及高影响力作者。

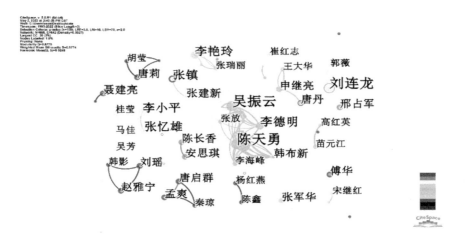

图 9-2　老年人幸福感领域作者合作网络知识图谱

表 9-1　老年人幸福感领域排名前 10 位的高产作者

排名	作者	年份	发文量/篇	合作度
1	陈天勇	2006	7	12
1	吴振云	2003	7	9
1	刘连龙	2013	7	4
4	李德明	2006	5	7
4	李小平	2013	5	6
4	张镇	2012	5	4
4	李艳玲	2012	5	8
4	张忆雄	2013	5	6
9	张建新	2012	4	4
9	唐莉	2018	4	3

作者合作网络中共包含 686 个节点和 642 条连线，网络密度为 0.0027。
时间序列上最近的是刘瑶和赵雅宁等人、唐启群和孟爽等人组成的合作网络。
从作者的发文量来看，排名并列第 1 位的为陈天勇、吴振云、刘连龙，发文
量在 4 篇及以上的作者有 23 位。从作者的合作度来看，主要作者的合作度均
较高，可以认为在相关领域内局部形成了较为严密的合作网络。

9.3.3 机构合作网络

运用 CiteSpace 对数据进行可视化分析，时间跨度设定为"1993—2022"，时间间隔设为"1"，节点类型选择"Institution"，其他选项为系统默认选项，运行可得到老年人幸福感领域机构合作网络知识图谱，如图 9-3 所示。

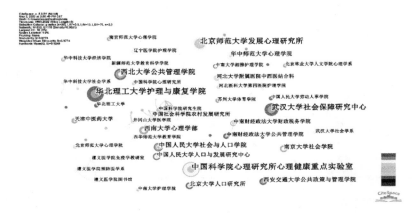

图 9-3 老年人幸福感领域机构合作网络知识图谱

机构合作网络中共包含 333 个节点和 116 条连线，网络密度为 0.0021，说明研究老年人幸福感的机构较多，但研究机构间的合作强度比较弱，即研究老年人幸福感的机构比较分散，且未形成较强且广泛的合作网络关系。图 9-3 中最明显的发文机构为华北理工大学护理与康复学院、中国科学院心理研究所心理健康重点实验室等机构。为了深层次地分析研究机构的成果及合作关系，对图 9-3 进行进一步的数据挖掘，得到发文量排名前 10 位的高产机构（见表 9-2）。发文量最多的是华北理工大学护理与康复学院、中国科学院心理研究所心理健康重点实验室。由图 9-3 和表 9-2 可以看出，排名前 3 位的机构合作网络关系并不显著，说明即使研究单位是高产机构，也不必然与其他研究机构有密切的合作关系。从机构的合作度来看，各主要机构的合作度均较低，表明目前国内学者关于老年人幸福感的研究多是以独立机构进行的，机构间仍有较大的合作空间，有待从跨学科、跨区域建立更为深入的机构合作关系。

表 9-2　老年人幸福感领域发文量排名前 10 位的高产机构

排名	机构	年份	发文量/篇	合作度
1	华北理工大学护理与康复学院	2018	11	1
1	中国科学院心理研究所心理健康重点实验室	2006	11	3
3	北京师范大学发展心理研究所	2002	9	1
3	武汉大学社会保障研究中心	2017	9	1
5	西北大学公共管理学院	2014	8	2
6	西南大学心理学部	2015	6	2
6	中国人民大学社会与人口学院	2007	6	1
8	中国人民大学人口与发展研究中心	2011	5	4
8	华中师范大学心理学院	2007	5	2
8	西安交通大学公共政策与管理学院	2017	5	0

9.3.4　关键词共现网络

本研究根据文献的关键词，共发现高频关键词 350 个，形成 462 条连线。老年人幸福感领域关键词共现知识图谱如图 9-4 所示。可以看出"主观幸福感"是最大的节点，"老年人"和"幸福感"次之。从 CiteSpace 统计出的时间跨度来看，"主观幸福感""幸福度""抑郁症状""中老年人""孤独感"出现的时间较早，而近期则出现了"互联网使用""再社会化""社会养老保险""心理韧性"等关键词，可能成为未来研究的新方向。

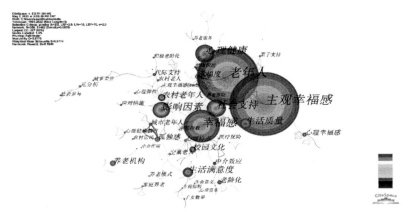

图 9-4　老年人幸福感领域关键词共现知识图谱

从代表节点促进作用的中介中心性指标来看（见表9-3），"老年人""幸福感"和"农村老年人"与其他关键词之间的通信较强，可见相关研究主要利用这些关键词展开，说明其经常处于和其他关键词通信的路径中，对文献之间的互引关系产生积极作用。

表9-3　老年人幸福感领域按中介中心性排名前10位的关键词

排名	关键词	频次	中介中心性
1	老年人	202	0.86
2	幸福感	117	0.60
3	农村老年人	24	0.45
4	主观幸福感	230	0.41
5	城市老年人	11	0.37
6	影响因素	57	0.30
7	生活满意度	34	0.29
8	生活质量	38	0.28
9	心理健康	64	0.27
9	幸福度	18	0.27

9.3.5　关键词时区分布

老年人幸福感领域关键词时区知识图谱如图9-5所示。相关文献的最大节点为1993年提出的"主观幸福感"，早期的研究中高频关键词有"中老年人""抑郁症状""城市老年人"等，形成了相关研究的基础概念。相关概念时间跨度长、影响范围大，相关研究持续到现在，后续的研究逐渐提出不一样的概念。而近期则出现了"乡村振兴""积极老龄化""再社会化"等关键词。

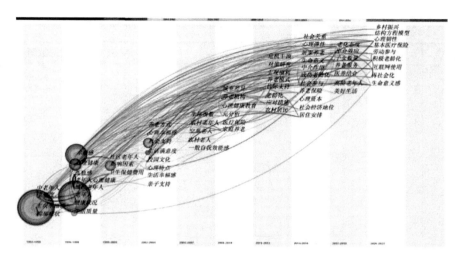

图 9-5 老年人幸福感领域关键词时区知识图谱

9.3.6 关键词时间线

图 9-6 所示为老年人幸福感领域时间线知识图谱。老年人幸福感领域最大的聚类是#0 老年人，包含 36 个关键词，平均年份为 2007 年（见表 9-4），其中包含的关键词有 1993 年前后提出的"幸福度"；其与#2 主观幸福感、#3心理健康等聚类之间的连线丰富，说明在一定程度上出现了多主题共现。

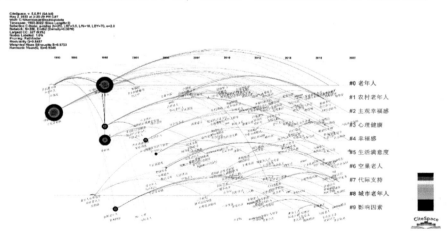

图 9-6 老年人幸福感领域关键词时间线知识图谱

表9-4 老年人幸福感领域聚类的主要关键词

排名	聚类名	主要关键词	平均年份	关键词数量/个
1	老年人	老年人 幸福度 健康状况 健身气功 调查分析	2007	36
2	农村老年人	农村老年人 养老保险 老年人 农村老人 慢性病	2013	31
3	主观幸福感	主观幸福感 幸福感 抑郁症状 资源 纳西族	2009	30
4	心理健康	心理健康 居民幸福感 退休老人 养老服务 生理健康	2012	27
5	幸福感	幸福感 社会支持 主观幸福感 家庭功能 幸福指数	2009	26

9.3.7 关键词突现分析

1993—2022年,老年人幸福感领域共有37个突现词。从时间序列来看,"幸福度""城市老年人""心理特点"等词的突现开始时间最早。从突现持续的时间来看,"幸福度""城市老年人"和"心理特点"等词的突现时间较长,说明其在相当长的一段时间内是相关研究的热点。"养老机构"的突现强度为3.69,"中介效应"的突现强度为3.39,"养老模式"的突现强度为

3.34，这些词的突现强度非常高，说明其出现了频次大幅变动的情况。综合来说，"养老机构""中介效应"和"积极老龄化"等词不仅突现强度较高，而且时间较近，可以认为其是最新涌现的研究热点。

9.4　总结与展望

本研究采用 CiteSpace 构建知识图谱，分析了 1993—2022 年我国老年人幸福感研究的发展历程、研究力量、研究前沿进展和研究主题等，得出如下结论。

（1）老年人幸福感的研究已成为衡量老年人身心健康状况的重要工具，近 30 年来关于老年人幸福感实践和理论的研究热度不断提升，预计未来将继续保持增长态势。

（2）在研究力量上，中国人民大学、武汉大学及中国科学院心理研究所处于主导地位，引领了老年人幸福感理论体系的发展。高校是老年人幸福感在中国实践热潮的主要推动者，并促进了此项研究的国内与国际合作，为老年人幸福感领域的未来发展提供了交流和服务平台。

（3）近 30 年来，老年人幸福感领域研究的发展经历了萌芽期、理论体系成熟期和全面发展期三个阶段。一方面，围绕老年人幸福感的核心领域支撑研究不断发展和完善，如影响因素、社会支持、心理健康等。另一方面，随着医养结合模式的出现，养老服务、代际支持、中介效应等新兴议题开始被纳入老年人幸福感研究中，推动了老年人幸福感研究的进一步发展。此外，由于当前老年人幸福感研究中的相关理论应用于实践中尚未有效厘清躯体、心理和社会适应三个层面的相互作用机制问题，因此如何实现老年人幸福感研究中三个维度的有效权衡是未来的研究重点。

（4）在研究主题上，关于老年人幸福感的理论研究主要基于其实施的核心步骤分别展开，在实践中不断发展和完善。当前，老年人幸福感研究的主流方法有调查研究法、文献研究法和数量研究法等。调查研究法主要为基于历史分析法、观察分析法的研究方法，包括调查问卷、访谈记录等工具。文献研究法主要为基于历史分析法、比较分析法的研究方法，包括检索工具、参考文献等工具。数量研究法主要为基于因果分析法、趋势分析法的研究方法，包括 SAS、CiteSpace 等工具。为了实现提高老年人幸福感指数的目标，需要对躯体、心理和社会之间的相互作用，包括相互促进和相互制约进行分析。影响因素自始至终都是老年人幸福感研究的核心主题。调查研究法是老年人幸福感研究的关键手段。

（5）该领域高产作者群尚未形成，研究者、研究机构之间的合作关系较为松散。

（6）不同时期的研究前沿依次是"物质生活方面""医养结合下的养老需求""心理层面"。下一步应加强多学科交流与研究；出台老年人幸福感评价指标体系；重点加强实证与案例研究；协调好躯体、心理、社会之间的关系，合力促进老年人幸福感的提升。

— 📖 本 章 参 考 文 献 ————————————————

［1］柯文涛. 中国的外国教育研究二十年：基于《外国教育研究》的文献计量学
      分析 ［J］. 外国教育研究，2019，46（2）：39-54.
［2］亓寿伟，周少甫. 收入、健康与医疗保险对老年人幸福感的影响 ［J］. 公共
      管理学报，2010（1）：100-107.

第 10 章

健康老龄化领域

10.1 引言

　　"健康老龄化"是 20 世纪 80 年代后期，在世界人口老龄化发展背景下产生的一个新概念。1990 年，世界卫生组织（WHO）提出"健康老龄化"的概念，用来解决人口老龄化的问题。其核心理念注重老年人生理和心理健康，通过维持良好的社会秩序来帮助老年人融入社会群体。其后，WHO 又为健康老龄化提出了一个完整的定义：维护和发展老年人健康生活所需要的功能和功能发挥的过程。健康老龄化最早起源于国外的相关研究，国外学者也从不同视角对健康老龄化的相关内容进行了阐述。Intille 提出随着人口年龄结构的变化，发达国家的医疗保健系统面临着严重的财政压力，导致需要护理的老年人比例有所增加。Marcos-Pardo 以实现健康老龄化为目的，提出健康年龄多领域干预方案，该方案包括改善老年人的整体健康（生理、心理、情感和社会层面）以及加强有氧耐力、平衡等训练的建议。相较于国外，国内对健康老龄化的研究起步较晚。我国步入老龄化社会后，人口老龄化的进程持续加快，健康老龄化研究的领域和方法也产生了巨大变化，学者对相关研究的关注日益增多。已有学者根据学术经验，从不同的视角总结和展望了国内人口老龄化的研究进展，如中国健康老龄化与公共体育服务、健康老龄化与社会医疗保险、健康老龄化对技术进步的影响等。目前国内学者对健康老龄化的研究已经被应用于社会学、经济学、管理学、政治学、心理学、医护等领域。

　　本研究利用 CiteSpace 对国内外 1995—2022 年健康老龄化领域的文献数据进行可视化计量分析，了解研究演进趋势，以期为我国健康老龄化领域的研究提供借鉴和参考。

10.2　研究方法与数据来源

本研究采用 CiteSpace 的知识图谱可视化分析的方法进行研究。本研究数据来自 CNKI 网络出版总库和 Web of Science 的核心合集数据库。为了提高文献分析质量，在 CNKI 中选择核心期刊和 CSSCI 数据库收录文献。以"健康老龄化"为主题词进行检索，共检索到 2102 篇文献。为保证数据的准确性和科学性，手动剔除新闻报道、会议摘要、征稿等文献，经过数据清洗后，共检索到 1179 篇文献。检索时间跨度为 1995—2022 年，检索时间为 2022 年 4 月 1 日。在 Web of Science 数据库中进行检索，主题词为"Healthy aging"，检索时间跨度同样为 1995—2022 年，文献来源选择 SCI、SSCI 等，最终得到 2590 篇文献资料。

10.3　文献统计与图谱分析

10.3.1　作者合作网络

本研究设置节点类型为 Author，时间跨度为 1995—2022 年，时间间隔为 1 年，以此为基础绘制国内外主要作者合作网络知识图谱（见图 10-1 和图 10-2）及相对应的高产作者（见表 10-1）。

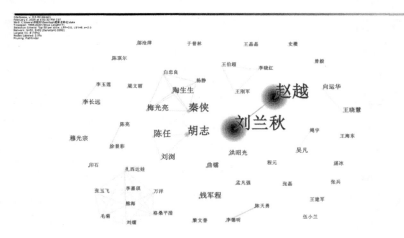

图 10-1　健康老龄化领域作者合作网络知识图谱（国内）

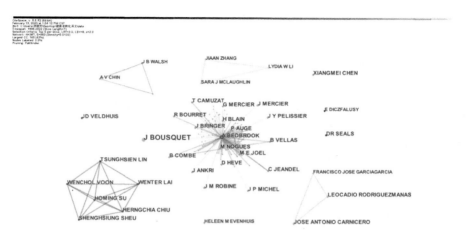

图 10-2　健康老龄化领域作者合作网络知识图谱（国外）

表 10-1　健康老龄化领域发文量排名前 10 位的国内外高产作者

排名	国内作者	发文量/篇	排名	国外作者	发文量/篇
1	赵越	56	1	J BOUSQUET	7
1	刘兰秋	56	2	JOSE ANTONIO CARNICERO	4
3	胡志	12	2	J P MICHEL	4
4	秦侠	9	2	XIANGMEI CHEN	4
5	陈任	6	2	A BEDBROOK	4
6	陶生生	4	2	J BRINGER	4
6	刘浏	4	2	HOMING SU	4
6	梅光亮	4	2	J Y PELISSIER	4
6	钱军程	4	2	TSUNGHSIEN LIN	4
10	王晓慧	3	2	B COMBE	4

　　国内作者合作网络中共包含 52 个节点和 52 条连线，网络密度为 0.0392，国内健康老龄化领域的作者数量较多，作者间合作较为紧密，一共有 11 个研究团体。其中分别以陶生生和熊海为中心的研究团队的合作范围最大，其次是分别以胡志和王刚军为中心的研究合作团队。在发文量方面，赵越和刘兰秋的发文量最多，均为 56 篇，且二者为合作关系，他们是来自首都医科大学

的研究学者，主要研究在健康老龄化背景下我国安宁疗护服务体系的现状，并提出了相关建议。此外，胡志主要研究不同养老模式下老年人个体层面的社会网络和养老模式现状。秦侠主要研究健康老龄化背景下公民社会组织核心个人社会资本要素、公民社会组织内部社会资本要素构成等问题。从国内作者的合作度来看，主要作者的合作度较高，可以认为在健康老龄化领域内局部形成了成熟的合作网络。

国外作者合作网络中共包含 387 个节点和 983 条连线，网络密度为0.0132，国外健康老龄化领域的作者数量非常多，作者间的合作非常紧密。其中以 A BEDBROOK 等人为中心的研究团队合作范围最大，其次是以 HOM-ING SU 等人为中心的研究团队。在发文量方面，国外学者的发文量较为平均，发文量最多的是 J BOUSQUET，为 7 篇，发文量在 4 篇及以上的作者有 31位。J BOUSQUET 是来自柏林查理特医科大学的研究学者，其认为健康是一个多维度的概念，它反映了人们的感受和功能。世界卫生组织提出了积极健康老龄化的广义概念，然而目前尚没有一个普遍的积极健康老龄化的定义。欧洲也迫切需要对积极健康老龄化进行定义。JOSE ANTONIO CARNICERO 认为，与细胞对氧化应激或缺氧反应有关的基因表达减少与健康老龄化的存在显著相关。这些结果有助于为促进老年人健康老龄化和独立的干预提供目标。从国外作者的合作度来看，主要作者的合作度较高，可以认为在健康老龄化领域内形成了成熟的合作网络。

10.3.2　机构合作网络

利用 CiteSpace 对数据进行可视化分析，时间跨度与时间间隔保持不变，节点类型选择 Institution，得到国内外机构合作网络知识图谱（见图 10-3 和图 10-4），同时列举了相对应的主要机构发文量（见表 10-2）。

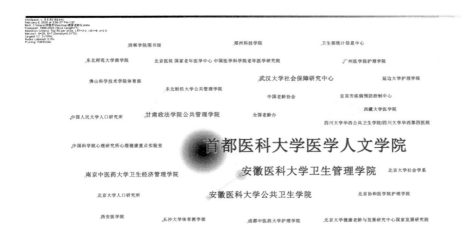

图 10-3　健康老龄化领域机构合作网络知识图谱（国内）

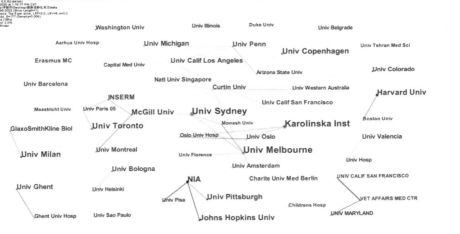

图 10-4　健康老龄化领域机构合作网络知识图谱（国外）

表 10-2　健康老龄化领域发文量排名前 10 位的国内外高产机构

排名	国内机构	发文量/篇	排名	国外机构	发文量/篇
1	首都医科大学医学人文学院	56	1	Karolinska Inst	19
2	安徽医科大学卫生管理学院	12	1	Univ Melbourne	19
3	安徽医科大学公共卫生学院	6	1	Univ Sydney	19
4	南京中医药大学卫生经济管理学院	3	4	Univ Toronto	14

续表

排名	国内机构	发文量/篇	排名	国外机构	发文量/篇
4	甘肃政法学院公共管理学院	3	5	Univ Copenhagen	13
4	武汉大学社会保障研究中心	3	5	Univ Milan	13
7	宜宾市疾病预防控制中心	2	5	NIA	13
7	佛山科学技术学院体育部	2	8	McGill Univ	12
7	全国老龄办	2	8	Johns Hopkins Univ	12
7	中国老龄协会	2	8	Harvard Univ	12

　　国内机构合作网络中共包含 29 个节点和 7 条连线，网络密度为 0.0172。国内主要机构的合作网络分布较为分散，机构数量较少。其中首都医科大学医学人文学院的发文量遥遥领先，共 56 篇，其主要研究了我国健康老龄化领域的现状及应对策略等。发文量排名第 2 位和第 3 位的分别是安徽医科大学卫生管理学院和安徽医科大学公共卫生学院。它们主要研究了社会网络与健康老龄化之间的相关关系以及我国健康老龄化评价测量指标体系的构建等。

　　国外机构合作网络中共包含 244 个节点和 177 条连线，网络密度为 0.0060。国外机构的合作网络非常紧密，机构发文量较为平均，且明显多于国内机构的发文量。发文量排在并列第 1 位的机构包括 Karolinska Inst、Univ Melbourne、Univ Sydney；共有 11 个机构的发文量在 10 篇及以上。Karolinska Inst 分析了人类尊严的九大支柱（充足的食物、饮用水、住房、卫生、保健服务、健康的环境、教育、就业和个人安全），在一个因九次革命（人口、科学、技术、通信、全球认同、环境、避孕、生殖健康和两性平等）而发生巨大变化的世界中，人类试图通过遵循九种现实方法（科学、文化、宗教、伦理、经济、生态、社会批判、哲学和政治）来确立这一目标。研究人员认为世界人口迅速老龄化是另一个重大挑战。

10.3.3　关键词共现网络

　　本研究使用 CiteSpace 生成国内外健康老龄化领域关键词共现知识图谱（见图 10-5 和图 10-6）和关键词共现频次表（见表 10-3）。

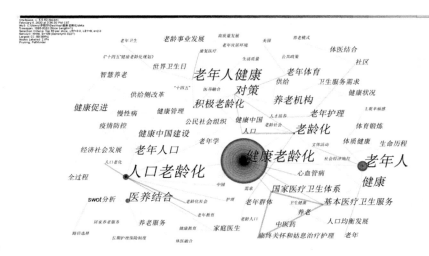

图 10-5　健康老龄化领域关键词共现知识图谱（国内）

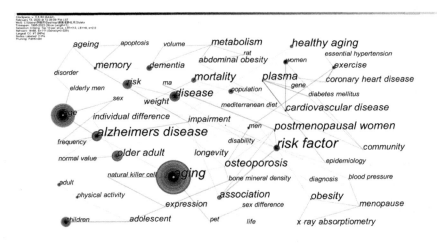

图 10-6　健康老龄化领域关键词共现知识图谱（国外）

表 10-3　健康老龄化领域关键词共现频次（国内外）

关键词	频次	中介中心性	关键词	频次	中介中心性
健康老龄化	438	0.78	aging	391	0.56
老年人	121	0.65	age	311	0.08
人口老龄化	99	0.78	children	159	0.05
临终关怀和姑息治疗护理	56	0	disease	150	0.18

续表

关键词	频次	中介中心性	关键词	频次	中介中心性
国家医疗卫生体系	56	0.02	older adult	138	0.24
基本医疗卫生服务	56	0.02	risk	137	0.19
医养结合	54	0.21	alzheimers disease	135	0.48
老龄化	48	0.36	risk factor	89	0.62
老年人口	34	0.31	population	86	0.08
积极老龄化	34	0.28	women	81	0.02
老年人健康	25	0.44	dementia	78	0.10
对策	21	0.37	mortality	75	0.22
健康	16	0.40	association	67	0.29
老年体育	16	0.07	exercise	64	0.20
养老服务	14	0.04	physical activity	63	0.03
生活质量	11	0	performance	63	0
应对人口老龄化	10	0.48	adult	63	0.03
养老机构	6	0.07	gender	48	0
体育锻炼	6	0.04	men	47	0.21
养老模式	6	0	healthy aging	43	0.21

在国内研究中，关键词健康老龄化共出现了 438 次，构成了网络核心节点，健康老龄化的整体研究在 1995 年以后快速扩展，学者们越来越关注健康老龄化本身的相关研究。此外，与健康老龄化相关的关键词还包括人口老龄化、老龄化、积极老龄化、应对人口老龄化等。

与医疗卫生相关的关键词包括国家医疗卫生体系、基本医疗卫生服务、医养结合等。医疗卫生事业是民生大事，健康老龄化研究十分贴近相关政策。

与老年人相关的关键词包括老年人、老年人口、老年人健康、老年体育等。可以理解为健康老龄化一方面是指老年人个体和群体的健康，另一方面是指老年人生活在良好的社会环境中。

在国外研究中，主要关键词 aging 和 age 一共出现了 702 次，共同构成了网络核心节点。其他与年龄相关的关键词如 ageing、healthy aging、longevity 等出现的频次同样较高。

与疾病相关的关键词包括 alzheimers disease、dementia、osteoporosis、coronary heart disease、diabetes mellitus 等，表明国外学者更注重对老年人各类疾病的研究。

与人类相关的关键词如 older adult、population、women、gender、men、adult 等。

从代表节点促进作用的中介中心性指标来看，在国内研究中，健康老龄化、人口老龄化、老年人、应对人口老龄化、老年人健康等关键词的中介中心性超过了 0.40，与其他关键词之间的通信较强，说明其经常处于和其他关键词通信的路径中，对文献之间的互引关系产生积极作用。在国外研究中，risk factor、aging、alzheimers disease 等关键词的中介中心性高于 0.40，与其他主要关键词之间联系较为紧密，同样对文献之间的共被引关系产生了积极作用。

10.3.4　关键词聚类分析

在关键词共现网络的基础上生成健康老龄化领域关键词聚类知识图谱（见图 10-7 和图 10-8）。

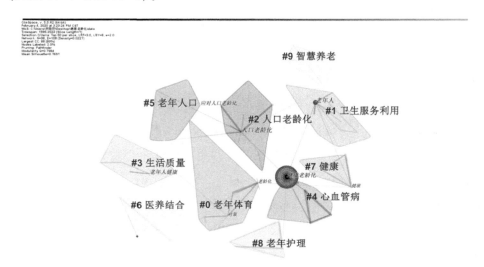

图 10-7　健康老龄化领域关键词聚类知识图谱（国内）

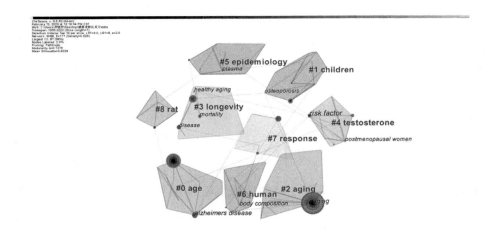

图 10-8 健康老龄化领域关键词聚类知识图谱（国外）

在国内聚类知识图谱中，模块值 $Q=0.7984$，说明该网络结构聚类效果较好；平均轮廓值 $S=0.7691$，说明聚类同质性较高，不同聚类划分较好。通过对国内样本文献关键词进行聚类分析，共生成了 10 个模块，即 10 个研究方向，包括#0 老年体育、#1 卫生服务利用、#2 人口老龄化、#3 生活质量、#4 心血管病、#5 老年人口、#6 医养结合、#7 健康、#8 老年护理、#9 智慧养老。各个模块呈线性分布，且关系较近。聚类出现的平均年份为 2006—2019年，说明相关研究在此时期趋于成熟。其中最大的聚类为#0 老年体育，年份为 2012 年，共包含 14 个关键词（见表 10-4）。

在国外聚类知识图谱中，模块值 $Q=0.7379$，说明该网络结构聚类效果较好；平均轮廓值 $S=0.8229$，说明聚类同质性较高，不同聚类划分较好。通过对国外样本文献关键词进行聚类分析，一共生成了 9 个模块，表示有 9 个研究方向，包括#0 age、#1 children、#2 aging、#3 longevity、#4 testosterone、#5 epidemiology、#6 human、#7 response、#8 rat。各个模块合作较为紧密，关系较近。聚类出现的平均年份跨度较长，为 1995—2009 年。在 9 个聚类中，最大的聚类为#0 age，年份为 2000 年，共包含 age、alzheim、memory 等 12 个关键词（见表 10-4）。

表 10-4 健康老龄化领域聚类的主要关键词（国内外）

聚类名	主要关键词	聚类名	主要关键词
老年体育	老龄化、对策、老年体育、养老机构、老年群体	age	age、alzheim、memory、ageing
卫生服务利用	老年人、体育锻炼、体质健康、社区护理、根本保证	children	children、osteoporosis、bone mineral density
人口老龄化	人口老龄化、老龄化社会、健康中国、人口老化	aging	aging、gender、expression、oxidative stress
生活质量	积极老龄化、老年人健康、生活质量、老龄事业发展	longevity	disease、risk、mortality、disability
心血管病	健康老龄化、临终关怀和姑息治疗护理、国家医疗卫生体系、基本医疗卫生服务	testosterone	risk factor、association、prevalence、postmenopausal women
老年人口	老年人口、应对人口老龄化、老年学、慢性病	epidemiology	population、cardiovascular disease、plasma
医养结合	医养结合、养老服务、体医融合、swot 分析服务	human	physical activity、adult、human
健康	健康、老年、养老	response	older adult、performance、working memory
老年护理	养老模式、老年护理、社区人才培养	rat	dementia、metabolism、abdominal obesity
智慧养老	智慧养老、健康管理、供给侧改革、健康促进		

10.3.5 关键词时区分布

国内外健康老龄化领域关键词时区知识图谱如图 10-9 和图 10-10 所示。

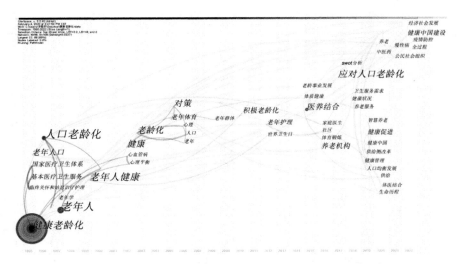

图 10-9　健康老龄化领域关键词时区知识图谱（国内）

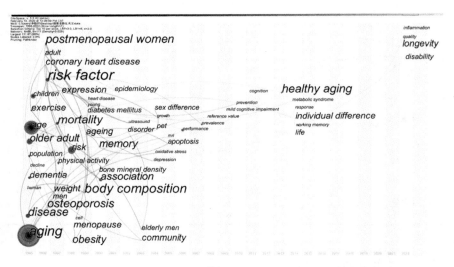

图 10-10　健康老龄化领域关键词时区知识图谱（国外）

在国内健康老龄化领域，每年出现的关键词数量较为平均，新增关键词首先出现于 1995 年，节点最大的关键词为健康老龄化，1995 年出现的其他关键词包括临终关怀和姑息治疗护理、国家医疗卫生体系、基本医疗卫生服务等。在此之后出现了应对健康老龄化的关键词，包括应对人口老龄化、对策、智慧养老、医养结合等。要实现健康老龄化，不仅需要加强医疗卫生服务和养老服务的制度建设，也需要技术和产业支撑。关键词较多地出现在 2019 年，包括健康管理、健康中国、供给侧改革、人口均衡发展等，说明 2019 年学者们对于健康老龄化的研究兴趣较高，文献数量较多，奠定了相关研究的基础。相关研究持续到现在，后续的研究逐渐提出了不一样的概念。

在国外健康老龄化研究领域，关键词集中出现在 1995—2005 年，表明这一阶段对于健康老龄化的研究相对集中且数量不断增加，新增关键词同样出现于 1995 年，并且包括节点最大的关键词 aging。1995 年出现的其他关键词包括 age、exercise、dementia、disease 等。此后几年新增关键词数量不断增加，包括 association、body composition、osteoporosis 等。到了 2015 年前后，重点关注的关键词演变为 healthy aging、individual difference、working memory 等。在 2022 年出现了 longevity、inflammation 等关键词。

10.3.6　知识基础变迁

本研究对健康老龄化领域国内和国外学者被 Web of Science 核心合集数据库收录的相关文献进行分析，利用 CiteSpace 分别绘制出 1995—2022 年健康老龄化领域中国学者和外国学者的知识基础情况，可以发现，国内外学者的关注点明显不同。国内学者的相关研究主要集中在 "#2 Medicine，Medical，Clinical" "#4 Molecular，Biology，Immunology" 两个主题领域，对 "#6 Psychology，Education，Health" 领域的关注较少，未来应加强相关领域的研究。国外学者的相关研究主要集中在 "#2 Medicine，Medical，Clinical" "#4 Molecular，Biology，Immunology" 和 "#6 Psychology，Education，Health" 三个主题领域。从国内外学者研究的知识基础来看，国外学者相关研究的知识基础多样性较高，不同学科之间知识交叉明显，而国内相关研究的基础知识交叉较为薄弱。国外学者相关研究的核心知识基础领域为 "#5 Health，Nursing，Medicine" "#7 Psychology，Education，Social" 和 "#8 Molecular，Biology，Genetics"，而国内相关研究的核心基础知识领域为 "#5 Health，Nursing，Medicine" "#8 Molecular，Biology，Genetics"。

10.3.7　不同国家或地区学者研究主题分布

在 CiteSpace 中将时间间隔设置为 1 年，阈值选择 g-index＝20，并在裁剪选项中设置 Pathfinder、Pruning the merged network 等参数，以关键词共现和国家或地区合作混合网络的方法为主，生成健康老龄化领域国家或地区和关键词混合网络知识图谱（见图 10-11）及关键词频次信息表（见表 10-5）。

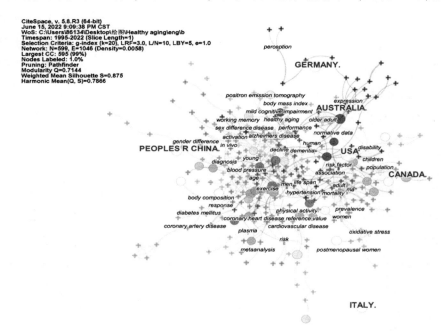

图 10-11　健康老龄化领域国家或地区和关键词混合网络知识图谱

表 10-5　健康老龄化领域混合网络关键词频次信息

频次	突现强度	中介中心性	关键词	国家或地区
541		0.02		USA
159		0.04	disease	
150		0.02	age	
148		0.08	alzheimers disease	
125	4.12	0.06	risk	

续表

频次	突现强度	中介中心性	关键词	国家或地区
121	8.35	0.03		ITALY
117		0.03	older adult	
110	14.00	0.02		PEOPLES R CHINA
109	7.43	0.03	risk factor	
103	6.72	0.01		AUSTRALIA
103	7.07	0.01		CANADA
103		0		GERMANY
98		0.04	mortality	
95	3.55	0.01	population	
94	5.98	0.04	association	
93		0.15	adult	
88	4.07	0.04	dementia	
86		0.05	physical activity	
82	6.34	0.04	performance	
81		0.06	women	

　　健康老龄化领域国家或地区和关键词混合网络中共包含 599 个节点和 1046 条连线。在国外健康老龄化领域，主要关键词有 disease、age、alzheimers disease 等。其中，disease 的共现频次最高，为 159 次。从国家或地区来看，USA 的合作频次最高，为 541 次；其次是 ITALY，合作频次为 121 次；我国的合作频次为 110 次。从混合网络中不同国家或地区的结构分布来看，我国与其他国家或地区分别位于图谱左右两端。其中，我国相关研究的关键词主要有 older adult、age、alzheimers disease、healthy aging、association、life span、oxidative stress 等。国外相关研究的关键词主要有 older adult、age、alzheimers disease、healthy aging、dementia、mild cognitive impairment、physical activity、disease、association、quality of life、cardiovascular disease 等。

10.4　总结与展望

　　本研究从国内外两个角度，以研究机构作者状况、研究热点与演进分析为重点，对健康老龄化领域进行文献挖掘和可视化分析，梳理了 1995—2022 年该领域研究前沿热点及演进发展历程，为我国健康老龄化领域的研究提供了启发和借鉴。

首先，国内外健康老龄化领域的研究关注度持续上升。从国家或地区来看，美国的合作频次最高，其次为意大利、中国、澳大利亚等国家。从作者合作来看，国内健康老龄化领域的作者数量较多，作者间合作较为紧密。赵越与刘兰秋发文量最多，而分别以陶生生和熊海为中心的研究团队规模最大。国际上研究作者数量非常多，作者间合作非常紧密，但作者发文量较为平均，其中以 A BEDBROOK 等人为中心的研究团队合作范围最大。从机构合作网络知识图谱来看，国内合作研究比较松散，首都医科大学医学人文学院在知识图谱中比较突出。相较于国内机构合作而言，国外机构合作研究比较紧密，主要围绕 Karolinska Inst、Univ Sydney 等机构进行合作。

其次，在研究主题关键词方面，通过梳理国内外健康老龄化领域研究热点和演化历程，可以发现两者在研究内容和研究侧重点方面有所差异。国际研究的关键词主要集中在 aging、children、disease、older adult、risk、alzheimers disease、risk factor 等方面。而国内研究的关键词主要集中在健康老龄化、老年人、人口老龄化、临终关怀和姑息治疗护理、国家医疗卫生体系、基本医疗卫生服务、医养结合等方面。在演进历程上，国外研究热点演进由人口老龄化转向预防与应对人口老龄化研究；国内研究热点演进由健康老龄化的微观研究转向人口均衡发展、健康中国建设、经济社会发展、智慧养老等宏观研究。

最后，目前的健康老龄化研究大多数为定向研究，以一定的理论依据为基础，运用科学测量工具，研究涉及老年体育、老年养护等领域的研究对象。但总体上对于健康老龄化的研究范围相对较窄，因此今后学者应向更广的研究方向扩展。多学科融合、多元化研究的方法将是未来的研究重点。在人口老龄化迅猛发展的背景下，我国老年人口对"美好生活的需要"也急剧增强，如何科学合理地测量该群体的获得感关乎老年人的幸福安康和社会稳定。在未来的研究中，可以重点关注研制科学测量老年人获得感的工具，为政府提升社会管理能力提供参考，助推和谐社会与幸福中国的建设。

本章参考文献

［1］孙鹃娟. 健康老龄化视域下的老年照护服务体系：理论探讨与制度构想［J］. 华中科技大学学报（社会科学版），2021，35（5）：1-8，42.

［2］INTILLE S S. A new research challenge：Persuasive technology to motivate healthy aging［J］. IEEE Transactions on Information Technology in Biomedicine，2004（8）：235-237.

［3］李欣. 健康老龄化视域下老年人公共体育服务［J］. 中国老年学杂志，2021，41（10）：2196-2199.

［4］白晨，顾昕. 社会医疗保险与健康老龄化：新型农村合作医疗制度"营养绩效"分析［J］. 社会保障评论，2018，2（2）：41-54.

［5］房宏君，刘凤霞. 基于科学知识图谱的国内激励研究热点分析［J］. 劳动保障世界，2017（6）：6，30.

［6］刘兰秋，赵越. 日本居家安宁疗护服务体系构建经验及其对我国的启示［J］. 中国全科医学，2022，25（19）：2320-2324.

［7］潘新祥，胡志，白忠良，等. 健康老龄化背景下不同养老模式老年人社会网络比较［J］. 中国农村卫生事业管理，2021，41（1）：60-63，67.

［8］张星曦，刘浏，胡志，等. 健康老龄化领域公民社会组织核心个人社会资本要素探讨［J］. 南京医科大学学报（社会科学版），2020，20（1）：33-36.

［9］张珊珊，陈任，刘浏，等. 健康老龄化领域公民社会组织内部社会资本要素探讨［J］. 南京医科大学学报（社会科学版），2020，20（1）：28-32.

［10］BOUSQUET J，KUH D，BEWICK M，et al. Operational definition of Active and Healthy Ageing（AHA）：A conceptual framework［J］. Journal of Nutrition，Health & Aging，2015，19（9）：955-960.

［11］EL ASSAR M，ANGULO J，CARNICERO J A，et al. Frailty is associated with lower expression of genes involved in cellular response to stress：Results from the toledo study for healthy aging［J］. Journal of the American Medical Directors Association，2017，18（8）：734.

[12] 梅光亮，陶生生，朱文，等. 我国健康老龄化评价测量指标体系的构建
[J]. 卫生经济研究，2017（11）：58-60.

[13] DICZFALUSY E. In search of human dignity：Gender equity，reproductive
health and healthy aging [J]. International Journal of Gynecology & Obstetrics，
1997，59（3）：195-206.

[14] 刘远立. 树立积极老龄观　促进健康老龄化 [J]. 新华文摘，2022（14）：
17-19.

[15] 柏星驰，满晓玮，程薇. 中国人口老龄化对居民医疗卫生支出的影响研究
[J]. 中国卫生政策研究，2021，14（5）：50-58.

[16] 马晓晴. 2010 年我国"高职教育"研究热点的可视化分析 [J]. 职业技术
教育，2011，32（28）：26-30.

[17] 葛延风，王列军，冯文猛，等. 我国健康老龄化的挑战与策略选择 [J].
管理世界，2020，36（4）：86-95.

第 11 章

综合护理领域

11.1　引言

　　失能老人是指由于疾病、外伤或者衰老等原因导致机体功能下降、自理能力受损甚至丧失的老年人。21 世纪以来，医疗水平的提高延长了人口预期寿命，然而生育率的持续走低，使我国面临人口老龄化加速的局面，失能老人的数量呈现快速增长趋势。失能老人需要长期照护，容易导致"一人失能，全家失衡"的社会难题。失能老人照护问题已成为我国养老事业的重点和难点，制约着我国养老体系的发展，对我国的养老制度造成了严峻的挑战。近年来，国内学者针对这一问题进行了大量的研究，并取得了众多研究成果，但从宏观角度进行系统化回顾分析的文献较少。因此，本研究借助 CiteSpace，采用文献计量学的方法，对国内现有相关文献进行整理和分析，以期厘清综合护理领域的研究力量、研究热点与研究趋势，为未来开展更深入的研究提供参考依据。

11.2　研究方法与数据来源

　　本研究采用 CiteSpace 的知识图谱可视化分析的方法进行研究。本研究数据来自 Web of Science 的核心合集数据库，为提高文献分析质量，在该数据库中以主题词"integrated care"以及所有字段下的"elderly"进行检索。为保证数据的准确性和科学性，文献来源选择论文、回忆录论文以及综述论文，检索时间跨度为 1993—2022 年，检索时间为 2022 年 7 月 25 日，共计检索到

2616 篇文献。

11.3　文献统计与图谱分析

11.3.1　国家或地区发文量分布

本研究在 CiteSpace 中生成综合护理领域国家或地区合作网络知识图谱
（见图 11-1）。

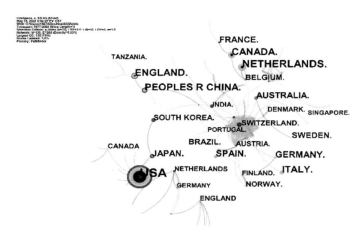

图 11-1　综合护理领域国家或地区合作网络知识图谱

国家或地区合作网络共包含 136 个节点和 285 条连线，网络密度为
0.0310，表明国家或地区间合作非常密切。国家或地区的发文量排名靠前的
有 USA、NETHERLANDS、ENGLAND、PEOPLES R CHINA、CANADA、ITA-
LY 等，发文量均在 100 篇以上。其中，美国的发文量最多，为 483 篇，是发
文量排在第 2 位的荷兰的 2 倍以上。美国与荷兰、英国以及中国等国家或地
区共同构成了网络核心节点。来自美国的研究学者认为医疗保健系统已经开
始使用传感器网络和物联网等先进技术，使医疗保健解决方案能够负担得起
且易于获取。然而，老年患者不相信其可靠性，解决这个问题的办法是使医
疗保健系统更加可靠和以患者为中心，使患者相信该系统。

11.3.2　作者合作网络

本研究设置节点类型为 Author，时间跨度为默认设置，时间间隔为 1 年，设置 Top 值为 50，绘制出综合护理领域作者合作网络知识图谱，如图 11-2 所示。

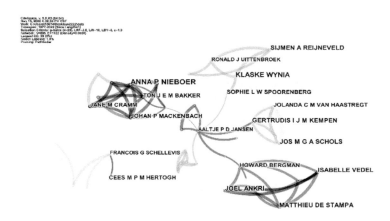

图 11-2　综合护理领域作者合作网络知识图谱

作者合作网络中共包含 896 个节点和 1122 条连线。在综合护理领域，作者数量非常多，作者间的连线非常紧密，合作度非常高，在该领域内局部形成了严密、成熟的合作网络。以 ANNA P NIEBOER 为中心的合作范围最大，合作年限跨度较长。其次是以 CEES M P M HERTOGH 为中心的研究合作团队，由 5 位作者组成。从发文量上看，整体发文量较为平均。发文量排在前列的作者有 ANNA P NIEBOER、KLASKE WYNIA、JOS M G A SCHOLS、MAT-THIEU DE STAMPA、ISABELLE VEDEL 等，发文量均在 7 篇及以上。其中 ANNA P NIEBOER 的节点最大，发文量最多，为 11 篇，首次发文时间为 2011 年。KLASKE WYNIA 以 9 篇的发文量排在第 2 位。

11.3.3　机构合作网络

在 CiteSpace 中选择节点类型为 Institution，绘制综合护理领域机构合作网络知识图谱，如图 11-3 所示。

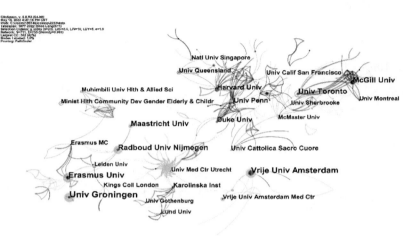

图 11-3 综合护理领域机构合作网络知识图谱

机构合作网络中共包含 711 个节点和 755 条连线，表明参与研究的机构数量非常多，机构间的合作非常紧密。在所有机构中，发文量排在前列的有 Univ Groningen、Vrije Univ Amsterdam、Erasmus Univ、Radboud Univ Nijmegen、Univ Toronto、Maastricht Univ、McGill Univ，发文量均在 24 篇及以上。其中 Univ Groningen 的节点较为突出，发文量最多，为 44 篇。其中较重要的研究文献为：为了考察 CareWell 计划的实施程度与预防虚弱老年人身体功能衰退的关联，在做集群控制试验的同时进行定量过程评价。来自荷兰的 6 名全科医生和 24 名虚弱的老年人参与了 CareWell 计划，并按照要求接受护理。同时测量了在数字信息门户中存储的团队会议、病例管理和药物审查以及护理计划的数据，将这些数据汇总成一个总的执行评分体系，采用线性混合模型分析该评分体系与老年人身体功能衰退的相关性。结果表明，CareWell 计划实施程度的提升对预防虚弱老年人身体功能的衰退并无作用。

11.3.4 关键词共现网络

在 CiteSpace 中将时间间隔设置为 1 年，Top 值为 50，并在裁剪选项中设置 Pathfinder、Pruning the merged network 等参数，以关键词共现网络方法为主，生成综合护理领域关键词共现知识图谱（见图 11-4）和关键词共现频次表（见表 11-1）。

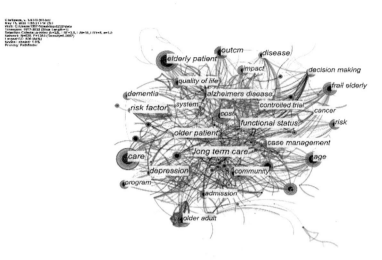

图 11-4　综合护理领域关键词共现知识图谱

表 11-1　综合护理领域关键词共现频次

排名	关键词	频次	中介中心性	年份
1	care	241	0.13	1994
2	elderly patient	216	0.04	1994
3	older adult	163	0.04	2000
4	health	160	0.06	1999
5	management	153	0.03	1999
6	integrated care	151	0.02	2003
7	health care	137	0.03	1997
8	outcm	136	0.12	1993
9	older people	134	0.04	2003
10	elderly people	114	0.02	1997
11	prevalence	108	0.04	2001
11	quality of life	108	0.02	1995
13	risk	106	0.08	1993
14	impact	103	0.07	1994

续表

排名	关键词	频次	中介中心性	年份
15	mortality	102	0.04	2005
16	intervention	94	0.08	1997
17	program	92	0.05	1998
18	quality	90	0.06	1999
19	model	87	0.04	1995
20	community	84	0.06	1997

11.3.5　关键词时区分布

在综合护理领域，每年出现的关键词数量比较平均，且都较多。关键词首先出现于 1991 年，有 blood pressure、family、morale、follow、hm 这 5 个关键词。在此之后出现了一些关于临床试验的关键词，如 trial、controlled trial、clinical trial 等。而在 21 世纪初，与疾病相关的关键词明显增多，尤其是关于慢性病的关键词，如 chronic illness、chronic pain、chronic cancer pain、morbidity 等，说明在此阶段，学者们对于老年人各类疾病的研究兴趣较高，研究数量较多。在近几年中，出现了一些新兴关键词，包括 artificial intelligence、dance/movement therapy、art therapy、elderly services supply chain，体现出学者们在综合护理领域的研究紧随时代发展，研究程度不断加深，研究范围不断扩展。

11.3.6　关键词突现分析

利用 CiteSpace 在关键词共现网络的基础上绘制突现词知识图谱，如图 11-5 所示。

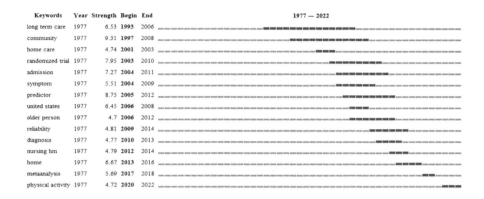

图 11-5　综合护理领域突现词知识图谱

图 11-5 显示了 1993—2022 年最具引用性或激增性的 15 个突现词，图中颜色较深的色块清晰地展现出各突现词的起止时间和演进历程。从突现强度来看，排在前列的突现词有 community、predictor、randomized trial、admission等，突现强度均大于 7。其中，community 的突现强度最高，为 9.31，持续时间为 1997—2008 年；其次为 predictor，突现强度为 8.75，持续时间为 2005—2012 年。从持续时间来看，持续时间最长的是 long term care，从 1993 年到2006 年，在此期间一直属于研究的热点内容。在近期仍属于综合护理领域研究热点内容的关键词为 physical activity，其从 2020 年开始出现，一直持续至今。

11.3.7　关键词聚类分析

利用 CiteSpace 在关键词共现网络的基础上进行聚类分析，绘制综合护理领域关键词聚类知识图谱，如图 11-6 所示。其网络密度为 0.0067，模块值 $Q = 0.7134$，说明该网络结构聚类效果非常好；平均轮廓值 $S = 0.7787$，表明聚类同质性较高，不同聚类划分较好。

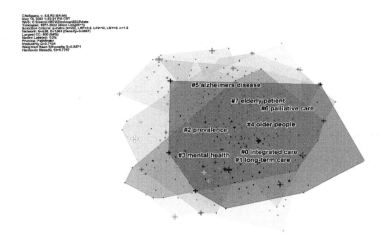

图 11-6　综合护理领域关键词聚类知识图谱

　　在关键词共现网络中点击"Cluster"，对样本数据进行关键词聚类分析，一共出现了 8 个聚类，代表 8 个研究方向，分别为#0 integrated care、#1 long-term care、#2 prevalence、#3 mental health、#4 older people、#5 alzheimers disease、#6 palliative care、#7 elderly patient，如图 11-7 所示。各个聚类之间线条较多，说明聚类之间联系比较紧密，而聚类的节点非常密集，说明每个聚类包含的关键词数量较多。

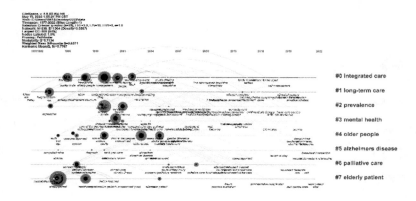

图 11-7　综合护理领域关键词时间线知识图谱

　　在所有聚类中，聚类范围最大的为#0 integrated care，共包含 collaborative

care、serious mental illness、illness self-management 等 56 个关键词，开始出现时间为 2004 年。聚类范围第二大的为#1 long-term care，在 2003 年出现，共包含 46 个关键词，如 resource allocation、service systems、risk assessment 等。虽然聚类#7 elderly patient 在所有 8 个聚类中范围最小，但它包含的关键词数量较多，共有 36 个关键词。

11.4　总结与展望

本研究对 1993—2022 年综合护理领域的相关文献进行分析，运用 CiteSpace 清晰而全面地展现现阶段该领域的研究热点、研究现状和前沿趋势，得到国家或地区合作网络知识图谱、作者合作网络知识图谱、机构合作网络知识图谱、关键词共现知识图谱、突现词知识图谱、关键词聚类知识图谱、关键词时间线知识图谱等。

现阶段，我国关于综合护理（失能老人照护）领域的各项制度、举措正处于积极探索与试点阶段，预计未来居家照护、医养结合、照护需求将是我国该领域研究的重点。除此之外，失能老人的个性化、智能化养老，心理精神照护，幸福感及价值感的提升，同样是学者们关注的研究方向。

本章参考文献

［1］ PERIYASAMY K，ALAGAR V，WAN K Y．Dependable Design for Elderly Health Care［C］．Federated Conference on Computer Science and Information Systems，2017：803-806．

［2］ RUIKES F G H，VAN GAAL B G I，OUDSHOORN L，et al．The association between implementation and outcome of a complex care program for frail elderly people［J］．Family Practice，2018（1）：47-52．

［3］ VAN DER DAM S，MOLEWIJK B，WIDDERSHOVEN G A M，et al．Ethics support in institutional elderly care：A review of the literature［J］．Journal of Medical Ethics，2014（9）：625-631．

［4］ HARTGERINK J M，CRAMM J M，BAKKER T J E M，et al．The importance of relational coordination for integrated care delivery to older patients in the hospital ［J］. Journal of Nursing Management, 2014（2）: 248-256.

［5］ UITTENBROEK R J, REIJNEVELD S A, STEWART R E, et al. Development and psychometric evaluation of a measure to evaluate the quality of integrated care: The patient assessment of integrated elderly care ［J］. Health Expectations, 2016（4）: 962-972.

［6］ 魏振港, 龙文燕, 卢丽琴, 等. 基于 CiteSpace 国内糖尿病视网膜病变护理研究可视化分析 ［J］. 全科护理, 2022, 20（18）: 2453-2458.

［7］ 孙叶飞, 谢冰心, 金宝娣, 等. 综合护理对老年造口旁疝患者围术期的干预效果 ［J］. 中国医科大学学报, 2021, 50（2）: 186-189.

第 12 章

社会治理领域

12.1 引言

社会治理创新是指通过重塑社会治理机制、完善社会治理体系、优化社会治理方式和提高社会治理能力，以形成有效的社会治理、良好的社会秩序的过程。推进社会治理创新是完善国家治理体系与提升国家治理能力的关键。近年来，国内关于"社会治理创新"的研究逐渐增多。那么，这些研究的基本分布与状况如何？其主要围绕哪些主题进行讨论？社会治理创新研究的发展趋势如何？厘清这些问题有助于把握国内社会治理领域的研究现状、核心主题与发展趋势，对进一步推动社会治理创新研究具有重要意义。因此，本研究以 CNKI 数据库中的社会治理创新研究文献为对象，运用文献计量分析方法，借助 CiteSpace 软件绘制知识图谱，展示国内社会治理创新研究的进展，并检视研究现状与探讨未来趋势，为社会治理创新研究与实践提供参考借鉴。

12.2 研究方法与数据来源

本研究采用 CiteSpace 的知识图谱可视化分析的方法进行研究。为提高文献的分析质量，选择 CNKI 和 Web of Science 的核心合集数据库。检索策略：以"社会治理"为主题词在数据库中进行检索，最终得到从 Web of Science 的核心合集数据库中选取的 1164 篇文献和从 CNKI 中的 CSSCI 来源期刊中选取的 2440 篇文献。检索时间跨度为 2012—2022 年，检索时间为 2022 年 7 月 13 日。

12.3　文献统计与图谱分析

12.3.1　文献数量分布

对从 Web of Science 的核心合集数据库中选取的 1164 篇文献和从 CNKI 中的 CSSCI 来源期刊中选取的 2440 篇文献进行整理，得到国内外社会治理领域发文量年度分布情况（见图 12-1）。

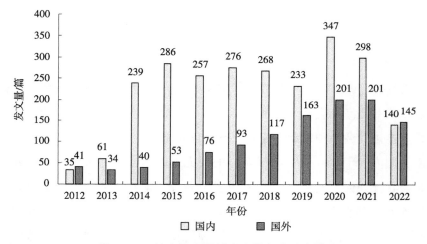

图 12-1　社会治理领域发文量年度分布情况

由图 12-1 可以看出，整体上国内外对于社会治理领域的研究在近十年大致为波动上升的趋势，且国内的发文量要高于国外。在国内年度发文量中，前两年较为平稳，但在 2014 年发文量急速上升，表明当时的研究热度非常高。2015—2019 年，国内对于社会治理领域的研究总体变化并不明显，发文量较为平均。到 2020 年，发文量再次呈现急速上升的趋势，并达到顶峰，为 347 篇。此后两年发文量开始下降，但由于 2022 年并非全年数据，因而参考意义较小。在国外发文量中，2012—2015 年，发文量小幅波动，整体上缓慢上涨。从 2016 年起发文量开始快速上升，并在 2020 年和 2021 年达到最大值，均为 201 篇。由国内外社会治理领域发文量可知，社会治理研究领域受到学术界的广泛关注，在未来仍是主要的研究热点。

12.3.2　作者合作网络

在 CiteSpace 中设置节点类型为 Author，时间跨度为 2012—2022 年，Top 值设为 10，其余项为默认值，生成国内外社会治理领域作者合作网络知识图谱，以此查看作者在合作网络中的重要性指标以及相关的网络属性，如图 12-2 和图 12-3 所示。

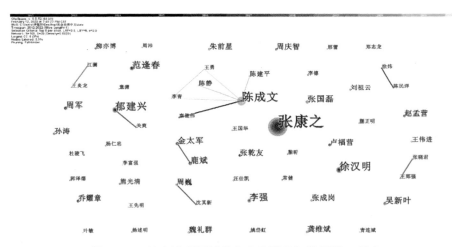

图 12-2　社会治理领域作者合作网络知识图谱（国内）

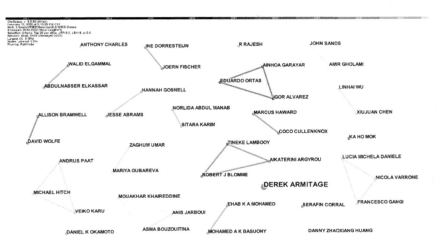

图 12-3　社会治理领域作者合作网络知识图谱（国外）

在国内社会治理领域作者合作网络中共包含 165 位作者，作者之间的连线为 39 条，作者间合作较为松散，共出现了 7 个研究合作团队。其中以陈成文为中心的研究团队范围最大，包含 6 位作者，其余合作团队范围较小，均由 2 位作者组成，相互形成了合作关系。陈成文是来自东莞理工学院的研究学者，其在社会治理领域研究较多的是市域社会治理等。其认为推进市域社会治理现代化的关键一环是智慧治理，而实施智慧治理要坚持三个注重：注重建设共建共治共享的智慧治理共同体；注重推进智慧治理的信息公开与数据共享；注重加强智慧治理的制度建设。

从作者发文量上看，国内作者发文量排名较为靠前的作者有张康之、陈成文、徐汉明、郁建兴、范逢春、李强等，他们的发文量都在 6 篇及以上。其中张康之发文量最多，为 26 篇，其在合作网络中的节点最为明显，在所有作者中领先幅度明显。张康之是来自中国人民大学公共管理学院的研究学者，主要研究社会治理建构等相关内容。他提出在全球化、后工业化的历史转型过程中，需要在对个体和整体的扬弃中重新确立社会以及社会治理建构的起点及其建构逻辑，即从行动者出发建构合作的社会。

在国外社会治理领域作者合作网络中共包含 48 位作者，作者之间的连线为 25 条，共出现了 15 个研究合作团队，作者间合作较为紧密。虽然研究团队数量较多，但合作范围较小，规模最大的研究团队仅有 3 位作者。其中以 MOUAKHAR KHAIREDDINE 为中心的研究团队以 2005—2017 年 300 家英国公司的数据为样本，采用结构方程模型的研究方法，规定了公司治理和可持续性绩效之间的直接与间接联系。结果发现，公司治理对可持续性绩效有积极影响。该研究的主要贡献是通过两种分析方法（中介分析和多中介分析）展示公司治理有效性如何促进企业社会责任水平和可持续性绩效的提升。

整体上，国外作者的发文量较少且较为平均。发文量排名靠前的作者有 DEREK ARMITAGE、LINHAI WU、AINHOA GARAYAR、IGOR ALVAREZ 等。来自滑铁卢大学的学者 DEREK ARMITAGE 发文量最多，共 4 篇。他认为社会和制度多样性是协同环境治理的重要维度，但缺乏实证评估。通过考察文献中假设的在环境治理合作形式中重要的多样性的三个方面：不同行为者的存在、不同的视角和不同的机构，采用混合方法对这些方面的存在和形成性猜测进行了实证研究。最后证明了多样性有助于解决更广泛的问题和应对挑战，多样性有助于提出解决治理团队内部问题的新方法，多样性有助于提高参与治理的团队在应对挑战方面的灵活性等。

12.3.3　关键词共现网络

在 CiteSpace 中设置 Top 值为 15，并在裁剪选项中设置 Pathfinder、Pruning the merged network 等参数，以关键词共现网络的方法为主，得到国内外社会治理领域关键词共现知识图谱（见图 12-4 和图 12-5）和关键词共现频次表（见表 12-1）。

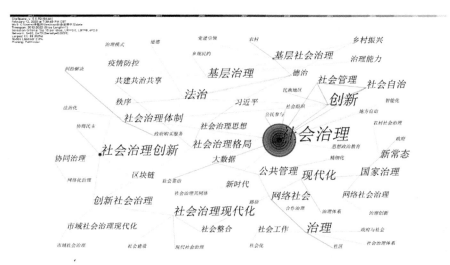

图 12-4　社会治理领域关键词共现知识图谱（国内）

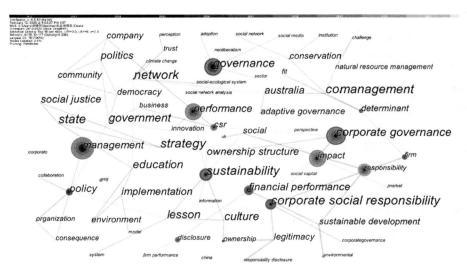

图 12-5　社会治理领域关键词共现知识图谱（国外）

表 12-1　社会治理领域关键词共现频次

排名	国内关键词	频次	排名	国外关键词	频次
1	社会治理	1056	1	management	216
2	基层社会治理	120	2	corporate governance	176
3	社会治理创新	102	3	performance	167
4	社会组织	77	4	governance	164
5	创新	42	5	impact	157
6	法治	38	6	responsibility	133
7	治理	35	7	sustainability	125
8	新时代	31	8	corporate social responsibility	105
9	社会管理	28	9	financial performance	93
9	社会治理现代化	28	10	csr	86
11	共建共治共享	26	11	policy	79
11	社会治理共同体	26	12	disclosure	68
13	基层治理	25	13	firm	66
14	民族地区	22	14	framework	54
15	国家治理	20	15	determinant	48

排名	国内关键词	频次	排名	国外关键词	频次
16	网络社会	19	16	environmental	41
17	社会治理体制	18	17	ownership	36
18	现代化	17	18	esg	34
18	政府	17	19	climate change	27
20	市域社会治理	14	20	network	19

国内社会治理领域的研究热点可分为以下几类。

关键词社会治理出现了 1056 次，中介中心性为 0.35，在图谱中节点最大，单独构成了网络核心节点。社会治理是指为实现社会公共利益最大化，有权主体采取制度性或非制度性方式协调社会关系、处理社会事务的活动。社会治理这一研究方向近年来在国内快速发展，学者们也越来越关注社会治理本身的理论研究。其他社会治理方向的关键词包括社会治理共同体、社会治理现代化、社会治理体制等。

不同领域的社会治理包括基层治理、基层社会治理、网络社会治理、市域社会治理现代化等。新时代下政府通过建构新的社会治理格局，尝试将国家治理与社会治理结合起来，基层社会治理成为实现有效社会治理的基本领域，这也需要对多种社会治理方式进行整合。

在国外社会治理领域关键词共现网络中共包含 78 个关键词和 117 条连线，关键词之间关系较近。国外社会治理领域的研究热点大致包括以下几类。

与绩效相关的关键词有 performance、financial performance、firm performance、corporate social performance 等。企业社会绩效能够为企业带来声誉、资本等，然而企业社会绩效对经济绩效的影响不是直接结果。企业社会责任的承担是为了给企业积累更多的社会资本。

关于社会治理的关键词有 social governance、social governance network 等。

与责任有关的关键词有 responsibility、corporate social responsibility、responsibility disclosure 等。公司治理对企业社会责任产生了重要影响。公司治理以社会责任董事会委员会的形式强化了企业社会责任报告制度，而政府所有权影响企业社会责任报告的质量。公司治理同时减弱了一些对公司社会责任报告不利的文化影响。

在代表节点联系作用的中介中心性指标中，国内中介中心性较高的关键词包括创新、社会治理创新、法治、创新社会治理、秩序、社会治理现代化等。国外中介中心性较高的关键词有 knowledge、lesson、sustainability、culture、comanagement、corporate social responsibility 等。这些中介中心性较高的关键词与其他关键词之间的通信较强，说明其经常处于和其他关键词通信的路径中，对文献之间的合作关系产生了积极作用。

12.3.4　关键词时间线

利用 CiteSpace 在关键词聚类的基础上点击"Timeline"，生成社会治理领域国内外关键词时间线知识图谱（见图 12-6 和图 12-7），可以更加清晰地观察社会治理领域研究热点的演进历程。

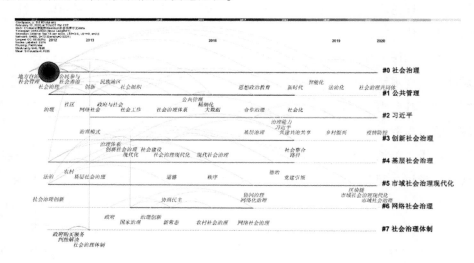

图 12-6　社会治理领域关键词时间线知识图谱（国内）

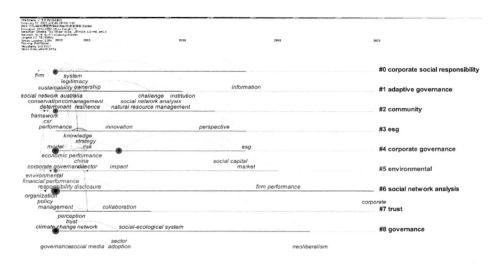

图 12-7　社会治理领域关键词时间线知识图谱（国外）

首先对国内样本数据关键词进行聚类分析，共生成 8 个模块，即 8 个研究方向，分别是#0 社会治理、#1 公共管理、#2 习近平、#3 创新社会治理、#4 基层社会治理、#5 市域社会治理现代化、#6 网络社会治理、#7 社会治理体制。国内社会治理领域关键词聚类的模块值 $Q=0.7828$，说明该网络结构聚类效果较好，可用来进行科学的聚类分析；平均轮廓值 $S=0.4505$，表明聚类同质性较高，不同聚类的划分较好。

在关键词时间分布上，关键词分布较为平均，每年均有新增关键词出现。首先出现的关键词包括社会治理创新、法治、社会治理、治理、社会管理以及地方自治，出现时间为 2012 年。2013 年以后，出现了与政府相关的关键词，包括政府、政府与社会等。地方政府社会治理能力的高低，直接影响社会治理的有效性和国家治理水平的提升，影响人民安居乐业、社会安定有序和国家长治久安。2017 年以后，开始出现法治化、新时代、共建共治共享、疫情防控等符合时代特点的关键词。

其次对国外样本数据关键词进行聚类分析，共生成 9 个模块，代表 9 个研究方向。分别为#0 corporate social responsibility、#1 adaptive governance、#2 community、#3 esg、#4 corporate governance、#5 environmental、#6 social network analysis、#7 trust、#8 governance。各个模块之间联系较多，关系较为紧密。国外社会治理领域关键词聚类的模块值 $Q=0.6701$，说明该网络结构聚类效果较好；平均轮廓值 S 高达 0.9174，表明聚类同质性非常高，不同聚类的划分非常好。

由国外社会治理领域关键词时间线可知，新增关键词出现的时间主要集中在 2012—2015 年。尤其是在 2012 年出现的关键词数量最多，为 28 个，包含 climate change、conservation、organization 等。其次出现关键词数量较多的年份为 2013 年，包含 disclosure、ownership、network、resilience、risk 等。2015 年以后出现的关键词数量显著下降，主要有 esg、market、information 等。

12.3.5 关键词突现分析

利用 CiteSpace 在关键词共现网络的基础上绘制国内外社会治理领域突现词知识图谱，如图 12-8 和图 12-9 所示。

Keywords	Year	Strength	Begin	End	2012 — 2022
社会管理	2012	7.2932	2012	2015	
治理	2012	5.7854	2012	2015	
农村	2012	3.195	2013	2014	
服务型政府	2012	4.2658	2013	2014	
社会治理体制	2012	7.1491	2013	2015	
创新	2012	2.8285	2014	2015	
民族地区	2012	3.88	2014	2016	
协商民主	2012	3.4296	2015	2016	
治理创新	2012	2.4161	2015	2017	
新常态	2012	3.8609	2015	2016	
精细化	2012	4.4134	2016	2017	
国家治理	2012	1.8585	2016	2017	
网络社会	2012	6.3299	2016	2017	
政府	2012	1.9275	2016	2017	
习近平	2012	5.5669	2018	2019	
治理能力	2012	4.704	2018	2019	
共建共治共享	2012	6.9441	2018	2020	
新时代	2012	8.3068	2018	2020	
基层治理	2012	4.2749	2019	2020	
基层社会治理	2012	9.9443	2019	2020	

图 12-8　社会治理领域突现词知识图谱（国内）

Keywords	Year	Strength	Begin	End	2012 — 2022
model	2012	2.8926	2012	2013	
uk	2012	3.6846	2012	2014	
business	2012	4.7572	2012	2015	
government	2012	2.8471	2012	2015	
strategy	2012	5.9087	2013	2015	
system	2012	2.6755	2013	2015	
knowledge	2012	3.2126	2013	2015	
legitimacy	2012	4.206	2013	2016	
resilience	2012	8.0781	2013	2015	
network	2012	7.459	2013	2017	
china	2012	3.7363	2013	2016	
comanagement	2012	5.9087	2013	2015	
innovation	2012	4.1428	2014	2015	
organization	2012	7.1634	2015	2016	
conservation	2012	7.7474	2015	2016	
policy	2012	5.3937	2016	2017	
framework	2012	6.0738	2017	2018	
market	2012	8.4766	2018	2019	
ownership	2012	8.2856	2018	2020	
determinant	2012	4.1113	2019	2022	
firm	2012	2.5213	2020	2022	
environmental	2012	9.2046	2020	2022	

图 12-9　社会治理领域突现词知识图谱（国外）

国内社会治理领域共出现了 20 个突现词。从突现强度来看，基层社会治理的突现强度在所有突现词中最高，达到了 9.9443，其首次出现在 2012 年，研究热度的持续时间是 2019—2020 年。突现强度排在第 2 位的突现词为新时代，突现强度是 8.3068，其首次出现时间同样为 2012 年，持续时间是 2018—2020 年。其他突现强度超过 7 的突现词还有社会管理和社会治理体制。在持续时间上，2012 年以来持续时间最长的突现词为社会管理和治理，持续时间是 2012—2015 年，在早期较长时间内研究热度较高，受到学者们的广泛关注；而其他突现词持续时间较为平均，均为 2~3 年。近期研究热度较高的突现词包括共建共治共享、新时代、基层治理等。

在国外研究中出现了 22 个最具引用性或激增性的关键词，其中突现强度最高的突现词为 environmental，突现强度超过 9，为 9.2046，持续时间至少为

3 年。突现强度排在第 2 位的突现词为 market, 突现强度是 8.4766, 持续时间为 2 年。其他突现强度大于 8 的突现词还包括 resilience、ownership。在国外近些年的研究中, 突现持续时间最长的突现词是 network, 持续时间为 2013—2017 年, 时长为 5 年。该领域最早出现的突现词为 model、UK、business、government, 首次出现时间均为 2012 年。而近期研究的热点内容包括 determinant、firm、environmental 等。

12.4 总结与展望

本研究运用 CiteSpace 从国内和国外两个视角, 对社会治理领域的研究文献进行数据整理以及可视化分析, 梳理了 2012 年以来该领域研究的前沿热点与演进历程, 包括年度发文量、研究作者、研究热点、演进分析等, 为我国社会治理领域的研究提供了借鉴与参考。

（1）人们对社会治理研究的关注程度在持续上升。根据年度发文量, 国内外对于社会治理的研究在近些年整体上呈现波动上升的态势。而由于检索数据的差异, 国内关于社会治理研究的发文量要高于国外。根据作者发文量知识图谱, 国内社会治理领域最大的研究团队是以为陈成文为中心的研究团队, 其余合作团队规模较小, 发文量排名较为靠前的有张康之、陈成文、徐汉明等学者。国外研究学者的整体发文量差距并不明显, 最大的发文量为 DEREK ARMITAGE 的 4 篇。但国外学者之间的合作较国内学者更加紧密, 合作较多, 出现了 15 个小规模的研究团队。

（2）从国内外社会治理领域的研究热点来看, 二者的研究内容和研究侧重点有所差异。国内社会治理领域的研究热点主要集中在社会治理、基层社会治理、社会治理创新、社会组织、创新等方面。国外社会治理领域的研究热点主要集中在 management、corporate governance、performance、governance 等方面。从关键词演进历程来看, 国外热点关键词总体上集中出现在 2015 年以前, 由企业绩效责任转变为企业社会治理等内容。国内热点关键词演进总体趋于平稳, 由政府社会治理转向各地区实施社会治理的措施等内容, 且热点关键词紧跟时代潮流。从突现词上看, 国内研究共出现了包括基层社会治理、新时代等 20 个突现词；国外研究出现了包括 environmental、market 等 22 个突现词。

（3）现有研究集中在社会治理创新的价值与功能、动因与逻辑、结构与模式、目标与路径等方面，但其存在学术交流合作不足、研究成果相对独立、理论整合建构不够、研究内容有待扩展、实证研究成果偏少等问题。建构社会治理创新的整合框架、聚焦中微观议题、实现实证研究与规范研究协同以及多学科融合，应是下一步社会治理领域的研究重点。

推进社会治理创新是维护社会和谐稳定、满足人民对美好生活向往的重要保障。因此，社会治理创新研究应以已有研究成果为基础，结合当前我国社会治理面临的新背景、新形势，立足于社会治理创新与国家治理的紧密关联，从管理学、政治学和社会学等多学科融合的综合视角，在研究路径、研究内容和研究方法等方面持续加以完善。

本章参考文献

[1] 陈静，陈成文，王勇. 论市域社会治理现代化的"智慧治理"[J]. 城市发展研究，2021，28（4）：1-5.

[2] 张康之. 论社会治理重构中的个体与集体问题 [J]. 内蒙古社会科学（汉文版），2019，40（4）：15-23.

[3] MAALI K, RAKIA R, KHAIREDDINE M. How corporate social responsibility mediates the relationship between corporate governance and sustainability performance in UK: A multiple mediator analysis [J]. Society and Business Review, 2021, 16 (2): 201-217.

[4] BAIRD J, PLUMMER R, SCHULTZ L, et al. How does socio-institutional diversity affect collaborative governance of social-ecological systems in practice? [J]. Environmental Management, 2019, 63 (2): 200-214.

[5] 刘雪松，宁虹超. 社会治理与社会治理法治化 [J]. 学习与探索，2015（10）：69-73.

[6] 王思斌. 新中国 70 年国家治理格局下的社会治理和基层社会治理 [J]. 青

海社会科学, 2019 (6): 1-8, 253.

[7] BODIN O, BAIRD J, SCHULTZ L, et al. The impacts of trust, cost and risk on collaboration in environmental governance [J]. People and Nature, 2021 (2): 734-749.

[8] ADNAN S M, HAY D, VAN STADEN C J, et al. The influence of culture and corporate governance on corporate social responsibility disclosure: A cross country analysis [J]. Journal of Cleaner Production, 2018 (198): 820-832.

[9] 冯华艳. 地方政府社会治理能力评价指标体系构建与实证 [J]. 统计与决策, 2022, 38 (10): 157-161.

[10] 何晓婷, 蓝燕燕, 李耀燕, 等. 基于 CiteSpace 的创新创业课程教学改革的研究热点与趋势分析 [J]. 科技视界, 2022 (13): 66-68.

第 13 章

海洋文化领域

13.1 引言

在经济全球化迅猛发展的时代背景下，强化海洋经济是发展新世纪世界经济的重要战略措施，"海洋文化"已成为学术界的一大研究热点。海洋文化的基本范畴，最早是由德国哲学家黑格尔在其著作《历史哲学》中提出的。关于海洋文化的含义、实质以及范畴，国内外学者从不同角度进行了研究，且取得了一定的成果。林彦举认为，海洋文化是滨海地域的劳动人民和知识分子世代生活在沿海地区，对内交流、对外交往，依傍海洋从事政治、经济、文化活动，创造了丰富的物质财富和精神财富，并在斗争实践中逐步孕育、构筑、形成的具有海洋特性的思想道德、民族精神、教育科技和文化艺术。安桃艳认为，海洋文化即人类对海洋的认识、利用和由此创造出来的精神的、行为的和物质的文化生活内涵，包含人类对海洋、潮汐、风浪、岛礁、滩涂、海洋生物、海流等的认识。曲金良认为，海洋文化就是和海洋有关的文化，就是缘于海洋而生成的文化，即人类对海洋本身的认识、利用和因海洋而创造出的精神的、行为的、社会的和物质的文明生活内涵。海洋文化的本质在于人类与海洋之间的互动关系及其产物。海洋文化作为中国传统文化的重要组成部分，怎样才能迅速走上产业化轨道，使海洋文化产业化成为可能，与海洋文化本身的含义和特征是分不开的。国内已有中国海洋大学、上海海事大学、上海海洋大学、浙江海洋大学、广东海洋大学等海洋文化研究院所的专门机构及各类论坛和研讨会，研究内容主要集中在海洋文化的基本理论、海洋文化史、海洋文化与社会发展实践等方面。一些关于海洋文化产业、海洋文化史、海洋文化观重建等的专著相继问世，总结和探讨人海关系发展、突破传统的农耕文明框架、批判性反思和重新评估中国海洋文化价值的研究较多。海洋文化产业也成为研究重点，如海洋文化产业集群研究，浙江、山东等地海洋文化产业研究等。我国经济与科技的发展日新月异，"海洋强国"有力地推动了社会经济特别是海洋经济的稳步发展，"海洋"及其衍生的论题研究成果迭出，关于海洋文化的研究密切影响我国海洋事业的发展。

本研究基于 CNKI 全文数据库，采用 CiteSpace 可视化分析工具，对海洋文化领域的文献分布和关键词进行可视化聚类分析，以期通过分析海洋文化领域的研究前沿、研究热点以及研究趋势，了解我国海洋文化领域的研究现状及发展历程，为推动未来海洋文化的教育及深入研究提供参考依据。

13.2 研究方法与数据来源

本研究采用 CiteSpace 的知识图谱可视化分析的方法进行研究。为提高文献的分析质量，在 CNKI 数据库中收集文献。检索策略：以"海洋文化"为主题词在数据库中进行检索，最终得到 1202 篇相关文献。检索时间跨度为2000—2022 年，检索时间为 2022 年 7 月 12 日。

13.3 文献统计与图谱分析

13.3.1 文献数量分布

海洋文化领域发文量年度分布情况如图 13-1 所示。

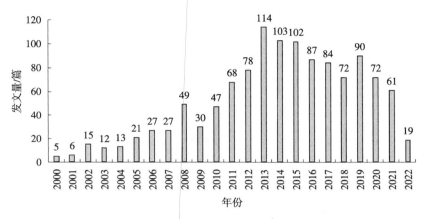

图 13-1　海洋文化领域发文量年度分布情况

通过观察海洋文化领域发文量年度分布情况，可以清晰地看出国内关于海洋文化领域的研究大致分为 4 个阶段：①2000—2008 年，这一阶段为研究起步阶段，发文量整体上呈现缓慢波动上升的趋势，发文量较为平均，但在 2008 年，发文量出现了大幅增加，达到 49 篇；②2009—2013 年，这一阶段发文量急速上升，并在 2013 年达到 114 篇，为历年之最，表明此阶段国内学者关于海洋文化的研究显著增多，研究热度快速上升；③2014—2018 年，这一阶段发文量呈缓慢下降的趋势，但下降幅度较小，平均年度发文量在 90 篇左右，海洋文化领域仍为学术界关注的热点；④2019 年至今，除 2019 年的发文量上涨外，其余年份的发文量呈现缓慢减少的趋势，由于 2022 年的数据并非整年数据，因而与 2021 年发文量相差较大。

13.3.2　作者合作网络

在 CiteSpace 中设置节点类型为 Author，时间跨度为 2000—2022 年，时间间隔为 1 年，Top 值设为 10，其余选项为默认值，生成海洋文化领域作者合作网络知识图谱，以此查看作者在合作网络中的重要性指标以及相关的网络属性，如图 13-2 所示。

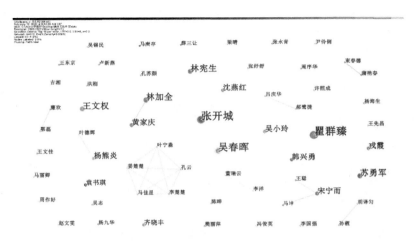

图13-2 海洋文化领域作者合作网络知识图谱

在作者合作网络中共包含112位研究作者，作者间连线为42条，作者间合作较为松散。共有9个研究团队对海洋文化进行合作研究，其中规模最大的研究团队由5位研究学者组成，包括孔云、马佳星等，他们主要研究了海洋文化拓展课程的现状等，研究团队认为开展与实施海洋文化的拓展课程，可以满足海洋文化亟须传承的需要，同时也扩充了拓展课程的教学内容与教学方法。海洋教育是凝聚海洋意识的关键，海洋教育进校园、校本课程、海洋学科建设、海洋人才培养、海洋教学实践等主题词与海洋意识有较高的相关度。

以宋宁而为中心的合作团队包含3位作者。宋宁而是来自中国海洋大学的研究学者，主要对山东半岛海洋文化的生态保护以及发展战略等开展研究。其提出要实现海洋事业的可持续发展，需要以海洋文化的同步发展为前提，山东半岛蓝色经济区的海洋发展战略需要以海洋文化发展战略构建为保障。

从作者发文量来看，各作者整体发文量较为平均，发文量排在前列的作者有瞿群臻、张开城、吴春晖、林加全、林宪生、苏勇军、王文权等，其发文量均在5篇及以上。其中，来自上海海事大学的研究学者瞿群臻的发文量最多，为8篇，其在海洋文化领域主要的研究方向包括长三角海洋文化产业发展模式与路径选择、长三角海洋文化资源开发研究以及中国海洋文化教育等。发文量排在第2位的作者为来自广东海洋大学的学者张开城，其发文量为 7 篇，主要研究方向为海洋文化与中华文明、广东省海洋文化战略等。

13.3.3　机构合作网络

在 CiteSpace 中绘制海洋文化领域机构合作网络知识图谱，设置 Top 值为 10，时间间隔为 1 年，得到机构合作网络知识图谱，如图 13-3 所示。

机构合作网络中包含 91 个节点和 8 条连线，网络密度为 0.0020，合作关系不强。有 6 个小规模的研究团队，最大的 2 个研究团队包含 3 个研究机构，其余 4 个研究团队均由 2 个研究机构构成。在机构发文量上，发文量在 8 篇及以上的机构主要有中国海洋大学文学与新闻传播学院、广东海洋大学、中国海洋大学、上海海事大学经济管理学院、辽宁师范大学城市与环境学院、中国海洋大学管理学院等。

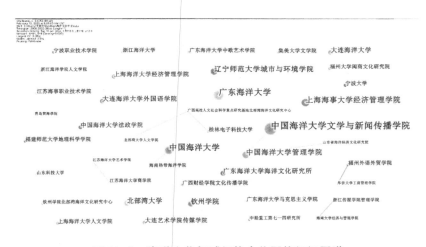

图 13-3　海洋文化领域机构合作网络知识图谱

中国海洋大学文学与新闻传播学院发文量最多，为 15 篇，节点最为明显。比较有代表性的文献包括《基于资源与市场双重导向的海洋文化资源分类与普查——以山东半岛蓝色经济区为例》《中国海洋文化研究的学术史回顾与思考》等。如何全面系统地认知中国海洋文化，促进中国海洋文化的发展繁荣，已成为学界回应海洋强国、文化强国不可推卸的当代使命。《全民海洋意识宣传教育和文化建设"十三五"规划》提出了"十三五"海洋意识宣传教育和文化建设总体思路、基本原则和发展目标，这一时期是国民海洋意识觉醒、探索和认识提高的时期，是学者积极探索与研究的繁荣期。

广东海洋大学的发文量排在第 2 位，为 12 篇，比较有代表性的文章有《湛江旅游产品包装设计中海洋文化符号构建分析》等，其结合典型实例从图形、色彩等方面，对旅游产品包装的创新设计提供新的思路和方法，从而更好地传播湛江海洋文化，推动旅游产品的发展，使之服务于旅游产业。国内外的研究在海洋文化概念、海洋旅游及其与海洋文化的关系的基础上，从海洋旅游产品开发、海洋旅游产业、海洋旅游市场等方面促进了海洋文化与旅游经济的融合发展。但是，目前学界对海洋文化理论的研究还不够深入，没有形成完整的体系，此外，关于海洋旅游的经济效益和海洋旅游消费者行为的研究依然处于空白状态。

13.3.4　关键词共现网络

在 CiteSpace 中，将时间间隔设置为 1 年，时间跨度为 2000—2022 年，并设置 Top 值为 10，在网络裁剪区中设置 Pruning the merged network 等参数，以关键词共现网络的方法为主，生成海洋文化领域关键词共现知识图谱（见图 13-4）和关键词共现频次表（见表 13-1）。

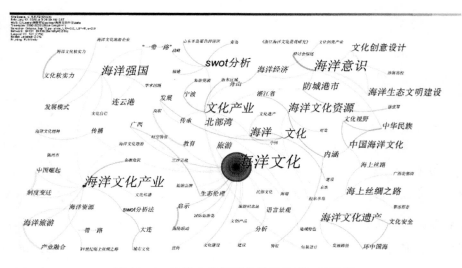

图 13-4　海洋文化领域关键词共现知识图谱

表 13-1 海洋文化领域关键词共现频次

排序	关键词	频次	中介中心性	年份
1	海洋文化	662	0.44	2000
2	海洋文化产业	108	0.31	2009
3	中国海洋文化	52	0.07	2000
4	海洋	24	0.48	2006
5	文化产业	23	0.71	2008
6	文化	22	0.30	2006
7	海洋强国	21	0.42	2014
7	海洋经济	21	0.09	2011
9	海上丝绸之路	20	0.07	2012
9	海洋文化遗产	20	0.14	2011
11	海洋文化资源	16	0.17	2007
12	海洋意识	13	0.18	2001
12	海洋旅游	13	0.07	2013
12	北部湾	13	0.16	2010
15	文化创意设计	9	0	2017
15	内涵	9	0.07	2007
15	发展	9	0.01	2011
15	京族	9	0	2018
19	swot 分析	8	0.13	2011
19	一带一路	8	0.02	2016

（1）海洋文化。主要关键词海洋文化的节点最大，共出现了 662 次，构成了网络核心节点，其中介中心性较高，为 0.44。进一步观察海洋文化这一关键词的年度分布可以看出，其从 2000 年开始出现，频次呈现波动上升的趋势，研究热度上升较为明显的两个阶段分别为 2004—2008 年和 2009—2013 年，并在 2013 年达到顶峰，出现了 54 次；自 2012 年后，海洋文化出现的频次波动较小，在 50 次左右，表明海洋文化仍然是研究的热点内容。

（2）海洋文化产业。主要包括海洋文化产业、文化产业、海洋文化遗产、海洋文化资源等关键词，这类关键词出现的频次排名较为靠前。

（3）地区。主要包括北部湾、连云港、青岛、广西、福建、浙江省等关键词，可以看出加大力度发展与海洋文化相结合的海洋文化旅游已经成为各地旅游业发展的一大趋势。

（4）海洋生态文明。主要包括海洋生态文明建设、海上丝绸之路、21世纪海上丝绸之路等关键词。

从代表节点促进作用的中介中心性指标来看，关键词文化产业的中介中心性最高，为 0.71，其与其他关键词的联系最为紧密。其他中介中心性较高的关键词包括海洋、海洋文化、品牌、海洋强国、连云港等，其中介中心性均高于 0.40，它们与其他关键词之间的联系较为紧密，说明其经常处于和其他关键词通信的路径中，对文献之间的互引关系产生了积极作用。

13.3.5　关键词时间线

在 CiteSpace 中点击"Timeline"，生成聚类下的关键词时间线知识图谱（见图 13-5），可以更加直观地了解海洋文化领域研究热点的演进过程。

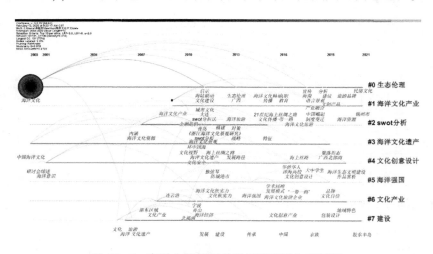

图 13-5　海洋文化领域关键词时间线知识图谱

从图 13-5 可以看出，关键词时间线知识图谱共包含 8 个聚类，分别为#0生态伦理、#1 海洋文化产业、#2 swot 分析、#3 海洋文化遗产、#4 文化创意设计、#5 海洋强国、#6 文化产业、#7 建设。海洋文化领域关键词聚类的模块

值 $Q=0.8180$，说明该网络结构聚类效果较好，可以用来进行科学的聚类分析；平均轮廓值 $S=0.4723$，表明聚类同质性较高，不同聚类划分较好。

从关键词时间分布来看，新增的关键词首先出现在 2000 年，包括海洋文化、中国海洋文化等高频词。2001—2006 年这一阶段出现的关键词数量较少。从 2007 年开始，关键词数量开始显著增多，说明海洋文化的研究热度显著上升。2010—2016 年出现的关键词包括城市文化、文化软实力、海洋经济等，该阶段各沿海地区着力发展海洋文化产业，建立健全人才教育培训体系，打造海洋文化软实力品牌，提高地区海洋文化传播力。在 2017 年以后，旅游品牌、包装设计、地域特色等有关地方开展海上文化旅游产业的关键词开始出现，体现出海洋文化领域内的研究学者紧跟时代政策，研究内容较为前沿。

13.3.6 关键词突现分析

利用 CiteSpace 在关键词共现网络的基础上绘制海洋文化领域突现词知识图谱，如图 13-6 所示。

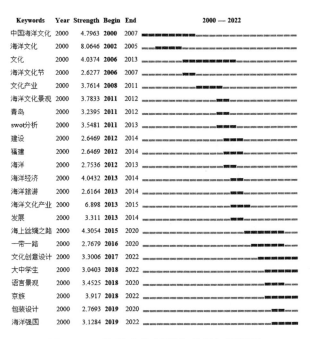

Keywords	Year	Strength	Begin	End	2000 — 2022
中国海洋文化	2000	4.7963	2000	2007	
海洋文化	2000	8.0646	2002	2005	
文化	2000	4.0374	2006	2013	
海洋文化节	2000	2.6277	2006	2007	
文化产业	2000	3.7614	2008	2011	
海洋文化景观	2000	3.7833	2011	2012	
青岛	2000	3.2395	2011	2012	
swot分析	2000	3.5481	2011	2013	
建设	2000	2.6469	2012	2014	
福建	2000	2.6469	2012	2014	
海洋	2000	2.7536	2012	2013	
海洋经济	2000	4.0432	2013	2014	
海洋旅游	2000	2.6164	2013	2014	
海洋文化产业	2000	6.898	2013	2015	
发展	2000	3.311	2013	2014	
海上丝绸之路	2000	4.3054	2015	2020	
一带一路	2000	2.7679	2016	2020	
文化创意设计	2000	3.3006	2017	2022	
大中学生	2000	3.0403	2018	2022	
语言景观	2000	3.4525	2018	2020	
京族	2000	3.917	2018	2022	
包装设计	2000	2.7693	2019	2020	
海洋强国	2000	3.1284	2019	2022	

图 13-6 海洋文化领域突现词知识图谱

由图 13-6 可知，海洋文化领域共出现了 23 个突现词。从突现强度来看，海洋文化的突现强度在所有突现词中遥遥领先，达到了 8.0646，持续时间为 2002—2005 年。突现强度排在第 2 位的突现词为海洋文化产业，突现强度是 6.898，持续时间为 2013—2015 年。其余突现强度超过 4 的关键词包括中国海洋文化、文化、海洋经济、海上丝绸之路。

从持续时间上看，在 2015 年以前，持续时间最长的突现词是中国海洋文化和文化，持续时间均为 8 年，说明在较长时间内这两方面的研究热度较高，受到学者们的广泛关注。在 2015 年以后，持续时间最长的突现词包括海上丝绸之路、文化创意设计等，持续时间均为 6 年。突现词文化创意设计、大中学生、京族、海洋强国等近年来开始出现，并持续至今，仍属于未来的研究热点内容。

13.4　总结与展望

人类海洋意识的培养和形成是一个渐进发展的过程。笔者以主题文献信息聚类可视化分析为数据表现方式和研究方法，对近年来海洋文化领域主题文献的分布特点、热点主题分布、新兴主题识别、突发主题探测及发展等进行深入分析，探究海洋文化领域的研究特点和热点，对当前海洋意识的普及、宣传与科学研究具有较强的借鉴意义，对海洋文化的传播、蓝色海洋教育的普及、海洋意识的提升具有较强的现实意义。

现阶段关于海洋文化的理论研究还不够深入，没有形成完整的体系。尽管学者们对海洋文化的概念、内涵做了探讨和定义，对海洋文化的内容进行了归纳和分类，并对海洋文化与社会历史的关联做了介绍，但是关于海洋文化关键问题的理论研究还处于不成熟的阶段，不足以支撑其成为一门独立的学科。由于学术界对于海洋文化诸多问题的认识和把握缺乏基本的理论参照，因此海洋文化领域的研究在理论深化和实践推进方面受到了影响，进而也影响了我国主流学术界海洋人文意识、观念和视野在相关学术领域中的渗透与体现。

学术界应当在对海洋文化进行系统研究的基础上，阐明海洋文化"是什么""怎么样"以及"为什么"等根本问题，也就是海洋文化的内涵实质、主体要素、基本模式、主要形态及其时空边界等问题。从而总体把握、阐明海洋文化的起源、区域类型、要素分层等问题，有针对性地系统总结归纳、分析评价海洋文化主要层面的基本内涵、基本特点、历史过程及其动力机制、主要功能、成就、贡献，以及在当代社会条件下传承、发展和创新海洋文化的作用与意义。

本章参考文献

[1] 黑格尔. 历史哲学 [M]. 王造时，译. 北京：三联书店，1956：133-135.

[2] 林彦举. 开拓海洋文化研究的思考 [M] // 广东炎黄文化研究会. 岭桥春秋. 广州：广东人民出版社，1997：77.

[3] 安桃艳. 舟山开发海洋文化旅游的思考 [J]. 浙江国际海运职业技术学院学报，2005（1）：21-25.

[4] 曲金良. 海洋文化概论 [M]. 青岛：中国海洋大学出版社，1999：7-8.

[5] 王颖. 山东海洋文化产业研究 [D]. 济南：山东大学，2010.

[6] 刘桂春. 人海关系与人海关系地域系统理论研究 [D]. 大连：辽宁师范大学，2007.

[7] 谢石生，张开城. 珠海海洋文化产业的现状、问题与对策研究 [J]. 中共珠海市委党校珠海市行政学院学报，2008（5）：51-53.

[8] 曲金良，徐娜娜. 区域海洋文化立体研究的范例：读王赛时《山东海疆文化研究》[J]. 东岳论丛，2008（1）：208.

[9] 李德元. 质疑主流：对中国传统海洋文化的反思 [J]. 河南师范大学学报（哲学社会科学版），2005，32（5）：87-89.

[10] 曲金良. "环中国海"中国海洋文化遗产的内涵及其保护 [J]. 新东方，2011（4）：22-27.

[11] 吴春明. "环中国海"海洋文化的土著生成与汉人传承论纲 [J]. 复旦学报（社会科学版），2011（1）：124-131.

[12] 邹立清. 浙江省文化产业集群模式研究 [J]. 经济论坛，2007（20）：

20-22.

[13] 刘蔚，郭萍. 文化产业的集群政策分析 [J]. 江汉大学学报（社会科学版），2007（4）：60-64.

[14] 焦志明. 我国文化产业集群运行机理分析 [D]. 太原：山西财经大学，2008.

[15] 何龙芬. 海洋文化产业集群形成机理与发展模式研究 [D]. 舟山：浙江海洋学院，2011.

[16] 叶云飞. 试论海岛海洋文化产业的发展策略：以舟山群岛海洋文化产业发展为例 [J]. 浙江海洋学院学报（人文科学版），2005，22（4）：14-18.

[17] 叶宁淼，李楚楚，姜楚楚，等. 海洋文化拓展型课程实施现状与对策研究 [J]. 管理观察，2019（27）：156-157.

[18] 宋宁而，王聪，马坤. 山东半岛海洋文化发展战略研究 [J]. 法制与社会，2012（14）：196-197，201.

[19] 徐从江，瞿群臻. 长三角区域海洋文化产业发展模式与路径选择 [J]. 安徽农业科学，2013，41（20）：8583-8585，8809.

[20] 李立鑫，瞿群臻. 长三角区域海洋文化资源开发研究 [J]. 科技管理研究，2014，34（6）：219-223.

[21] 瞿群臻，柳青. 中国海洋文化教育研究 [J]. 物流工程与管理，2018，40（5）：178-180.

[22] 张开城. 海洋文化与中华文明 [J]. 广东海洋大学学报，2012，32（5）：13-19.

[23] 张开城. 广东海洋文化的战略思考和建议 [J]. 战略决策研究，2010，1（4）：69-73.

[24] 高乐华，曲金良. 基于资源与市场双重导向的海洋文化资源分类与普查：以山东半岛蓝色经济区为例 [J]. 中国海洋大学学报（社会科学版），2015（5）：51-57.

[25] 曲金良. 中国海洋文化研究的学术史回顾与思考 [J]. 中国海洋大学学报（社会科学版），2013（4）：31-40.

[26] 彭雅莉，徐伶俐，胡晓涛，等. 湛江旅游产品包装设计中海洋文化符号构

建分析［J］. 包装工程，2018，39（2）：60-65.

[27] 王园，张仪华. 海洋经济与海洋文化产业的动态演化研究：基于双循环新发展格局视角［J］. 技术经济与管理研究，2022（1）：105-110.

[28] 谭业庭，谭虹霖. 论环渤海城市群海洋文化软实力建设［J］. 东方论坛（青岛大学学报），2018（6）：78-84.

[29] 曲金良. 关于中国海洋文化遗产的几个问题［J］. 东方论坛（青岛大学学报），2012（1）：15-19.

第 14 章

医院管理领域

14.1 引言

近年来，随着我国医改政策实施落地，患者"看病难""看病贵"的情况有了很大程度的缓解，随着"互联网+"技术的出现，数字医院被更多的人讨论和使用，越来越多的信息化技术被融合到医院管理中，为医院管理赋能。"十四五"期间，国家卫生健康委和国家中医药管理局联合印发了《公立医院高质量发展促进行动（2021—2025 年）》，提出 8 项具体行动，推动了公立医院高质量发展。截至本研究统计数据时，未发现国内对医院的运营管理开展的系统性综述研究。本研究通过对国外医院管理领域的核心文献进行多角度分析，探索国外医院管理领域的研究热点，为我国医院管理领域的研究工作提供参考。

14.2 研究方法与数据来源

本研究采用 CiteSpace 的知识图谱可视化分析的方法进行研究。为确保分析结果的可信性和准确性，仅对 Web of Science 的核心合集数据库进行主题词为"hospital management"的检索。最终检索到 2965 篇文献，所得文献数据中包含篇名、作者、机构等信息。检索时间跨度为 2012—2022 年，检索时间为 2022 年 6 月 5 日。

14.3　文献统计与图谱分析

14.3.1　作者合作网络

在 CiteSpace 中设置节点类型为 Author，时间跨度为 2012—2022 年，时间间隔为 1 年，Top 值为 10，得到医院管理领域作者合作网络知识图谱（见图 14-1）及相应的作者发文量（见表 14-1），在此基础上查看作者在合作网络中的重要性指标和相关的网络属性。

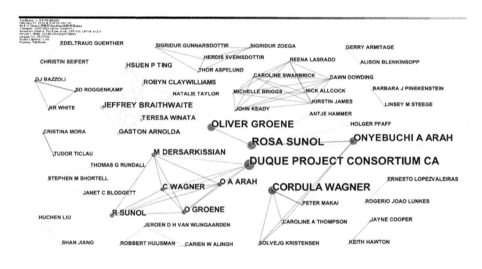

图 14-1　医院管理领域作者合作网络知识图谱

表 14-1　医院管理领域主要作者发文量

排名	作者	发文量/篇	年份
1	ROSA SUNOL	9	2014
1	DUQUE PROJECT CONSORTIUM CA	9	2014
3	CORDULA WAGNER	8	2009
4	ONYEBUCHI A ARAH	7	2014
4	OLIVER GROENE	7	2014
6	O A ARAH	4	2014
6	M DERSARKISSIAN	4	2014

续表

排名	作者	发文量/篇	年份
6	R SUNOL	4	2014
6	JEFFREY BRAITHWAITE	4	2020
6	C WAGNER	4	2014
6	O GROENE	4	2014
12	ROBYN CLAYWILLIAMS	3	2020
12	TERESA WINATA	3	2020
12	HSUEN P TING	3	2020
12	GASTON ARNOLDA	3	2020

在作者合作网络中，共有86位作者对医院管理领域进行了研究。该领域作者数量较多，作者间连线为149条，作者合作非常紧密，共出现了14个研究团队。从作者的合作度上看，主要作者的合作度较高，可以认为在医院管理相关领域内局部形成了严密、成熟的合作网络。其中以ROSA SUNOL和DUQUE PROJECT CONSORTIUM CA等为研究中心的合作团队最大。

从发文量上看，整体上作者的发文量比较平均。发文量较为靠前的作者有ROSA SUNOL、DUQUE PROJECT CONSORTIUM CA、CORDULA WAGNER、ONYEBUCHI A ARAH以及OLIVER GROENE，其发文量均在7篇及以上。其中，ROSA SUNOL和DUQUE PROJECT CONSORTIUM CA的节点最大，在医院管理领域发文量最多，为9篇。ROSA SUNOL运用塔尔科特·帕森斯的适应、目标达成、整合和延迟（AGIL）的社会学概念，探讨医院管理委员会的社会决定因素，重点探讨该概念的目标达成（G）和整合（I）因素。DUQUE PROJECT CONSORTIUM CA基于"加深我们对欧洲质量改进的理解"的研究，采用多元线性回归方法对数据进行分析。结果表明，如果医院管理委员会内部有团结意识和宗旨意识，其执行力就更高。CORDULA WAGNER的发文量为8篇，其指出医院利益相关者往往缺乏标准化工具来评估医院质量管理策略的依从性和临床质量活动的实施情况。通过研究产生了两种可靠的工具，可用于现场访视期间，评估欧洲或其他管辖区医院对质量管理策略的遵守情况和质量管理活动的实施情况。

14.3.2　关键词共现网络

在 CiteSpace 中，设置时间间隔为 1 年，Top 值为 10，并在裁剪选项中设置 Pathfinder、Pruning the merged network 等参数，以关键词共现网络的方法为主，生成医院管理领域关键词共现知识图谱（见图 14-2）和关键词频次表（见表 14-2）。

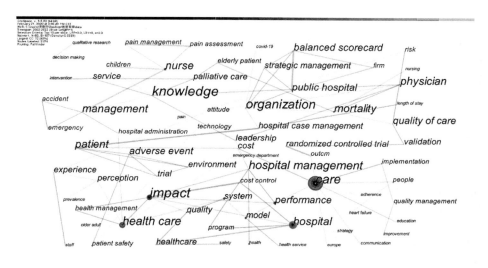

图 14-2　医院管理领域关键词共现知识图谱

表 14-2　医院管理领域关键词频次

排名	关键词	频次	中介中心性	年份
1	care	167	0.35	2003
2	hospital	117	0.10	2002
3	health care	100	0.22	2002
4	impact	71	0.36	2003
5	quality	70	0.04	2003
6	performance	57	0.25	2006
7	model	47	0.06	2008
8	nurse	46	0.09	2011
9	system	40	0.03	2008

续表

排名	关键词	频次	中介中心性	年份
10	outcm	37	0.05	2005
11	health	36	0	2010
12	implementation	29	0.09	2006
13	risk	26	0.05	2004
14	hospital management	25	0.53	2007
15	mortality	24	0.39	2009
16	management	22	0.16	2005
17	service	21	0.05	2003
18	patient safety	20	0.03	2010
19	experience	16	0.09	2007
19	emergency department	16	0	2013

（1）关于医院管理的关键词有 hospital management、quality management、health management、hospital administration 等。可以看出医院管理领域的整体研究在国外快速扩展，学者们越来越关注医院管理本身的理论研究。自 20 世纪 90 年代以来，发达国家的医院管理都面临着两大难题，即人口步入老龄化和医疗保险制度的改革。对此，国外医院采取了一系列富有成效的管理举措，如调整医疗服务结构、注重医疗水平和专业化程度的提高等。

（2）与医疗相关的关键词有 care、health care、quality of care 等。大量的案例研究表明，获奖的 5 个卫生保健系统有一个共同的管理模式：它们都强调一个被广泛接受的使命；实测性能；持续质量改进；对患者、医师、员工和社区利益相关者需求的响应。

（3）关于人员的关键词有 nurse、physician、patient、older adult、children 等。

从代表节点促进作用的中介中心性指标来看，2007 年出现的关键词 hospital management 的中介中心性最高，为 0.53，表明其与其他关键词的联系最为紧密。中介中心性高于 0.40 的关键词还包括 physician、knowledge、leadership 等，它们与其他关键词之间的联系较为紧密，说明其经常处于和其他关键词通信的路径中, 对文献之间的互引关系产生了积极作用。

14.3.3　关键词时间线

在 CiteSpace 中点击 "Timeline", 生成基于聚类的关键词时间线知识图谱 (见图 14-3), 可以更加直观地了解医院管理领域研究热点的演进过程。

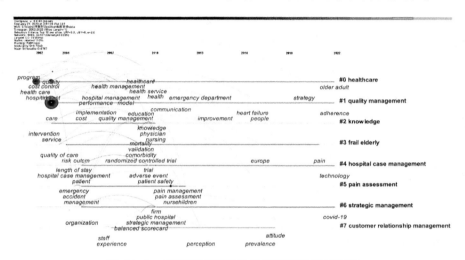

图 14-3　医院管理领域关键词时间线知识图谱

从图 14-3 可以看出, 关键词时间线知识图谱共包含 8 个聚类, 代表 8 个研究方向, 分别为#0 healthcare、#1 quality management、#2 knowledge、#3 frail elderly、#4 hospital case management、#5 pain assessment、#6 strategic management、#7 customer relationship management。医院管理领域关键词聚类的模块值 $Q=0.7243$, 说明该网络结构聚类效果较好, 可以用来进行科学的聚类分析; 平均轮廓值 $S=0.6767$, 表明聚类同质性较高, 不同聚类划分较好。

从关键词时间分布来看, 关键词首先出现在 2002 年, 包括 hospital、health care、program 等高频词。而多数关键词集中出现在 2003—2012 年, 说明这一阶段国外学者对于医院管理领域的研究热度显著提升, 发文量快速上涨。该阶段出现的关键词包括 quality management、health management、mortality、healthcare、balanced scorecard 等。质量理念是质量管理的理性观念和执着追求, 先进的质量理念是现代医院质量管理的关键要素。当今医院质量管理理念需要与时俱进、及时更新，从而引领医院发展转型，适应高质量发展的要求。在 2012 年以后，关键词数量开始减少，这一阶段的关键词有 pain、adherence、covid-19、technology、older adult 等。

14.4 总结与展望

本研究基于 Web of Science 核心合集数据库进行医院管理主题词检索，发现国外医院管理领域研究更多的是与临床工作相结合的管理方法的改进和管理措施的提出，这与我国医院管理领域的研究热点存在差异。有学者分析得出，我国医院管理领域的研究偏向于医疗安全与医疗质量管理、院前急救和心肺复苏、胸痛管理、社区慢性病管理等。我们对国内文献数据库中医院管理领域的相关文献进行了热点分析，对比发现，该领域内中文文献的研究方向更多的是分级诊疗、疾病相关诊断分组等政策和措施的研究。本研究的分析文献仅来源于 Web of Science 的核心合集数据库，研究覆盖面有一定局限性；由于不同国家之间在国情、社会性质、制度、政策等多方面有着较大的异质性，研究结果的代表性可能不够。但本研究的结果可以从某些角度为我国医院管理领域的研究拓宽思路，将管理与实际临床工作相结合，解决实际临床问题，从而更好地实现管理目标。

现阶段国内公立医院管理领域的研究趋势乐观，各公立医院的运营管理能够较好地与财务管理、绩效管理、预算管理等相结合。医院的运营管理复杂，需要根据医院实际运营情况，加快推进全面预算管理、强化病种成本精细化管控、构建多维度绩效考核体系、加快信息化建设，转换思路，注入新鲜的技术与人才，全方位地提高公立医院的运营管理能力。我们应坚持公益性，以人民为中心，一切为了人民健康，向人民群众提供公平可及的医疗服务，完善医院管理制度，为人民的健康保驾护航。

—— 本章参考文献 ——————————————————————

[1] PFAFF H, HAMMER A, BALLESTER M, et al. Social determinants of the im-

pact of hospital management boards on quality management：A study of 109 Europe-an hospitals using a parsonian approach ［J］. BMC Health Services Research，2021（21）.

［2］ WAGNER C，GROENE O，DERSARKISSIAN M，et al. The use of on-site visits to assess compliance and implementation of quality management at hospital level ［J］. International Journal for Quality in Health Care，2014（26）：27-35.

［3］ 魏振港，龙文燕，卢丽琴，等. 基于 CiteSpace 国内糖尿病视网膜病变护理研究可视化分析 ［J］. 全科护理，2022，20（18）：2453-2458.

［4］ 杨柳，王健. 浅谈国外医院管理 ［J］. 中国卫生事业管理，2007（5）：348-350.

［5］ GRIFFITH J R，WHITE K R. The revolution in hospital management ［J］. Journal of Healthcare Management，2005，50（3）：170-189.

［6］ 高家蓉. 关于现代医院质量管理理念的思考 ［J］. 中国医院管理，2022，42（1）：5-7.

第 15 章

共同富裕领域

15.1 引言

　　党的十八大以来，以习近平同志为核心的党中央把逐步实现全体人民共同富裕摆在更加重要位置，对共同富裕道路做了新的探索，对共同富裕理论做了新的阐释，对共同富裕目标做了新的部署。学术界也就共同富裕进行了广泛而深入的探讨，并取得了丰硕的研究成果。为此，本研究对 2012—2022 年我国学者关于共同富裕的研究进行梳理与评述，以期助力学术界和实务界从整体上把握当前共同富裕领域的研究态势，并为未来我国扎实推进共同富裕和后续相关主题的研究提供参考。

15.2 研究方法与数据来源

　　本研究采用 CiteSpace 的知识图谱可视化分析的方法进行研究。本研究的数据来自 Web of Science 数据库，为提高文献的分析质量，选择 Web of Science 核心合集数据库收集文献。检索策略：以 common prosperity 为主题词在数据库中进行检索，最终得到 504 篇相关文献。检索时间跨度为 2012—2022 年，检索时间为 2022 年 7 月 11 日。

15.3 文献统计与图谱分析

15.3.1 国家或地区发文量分布

　　在 CiteSpace 中选择节点类型为 Country，设置 Top 值为 50，最终生成国家或地区合作网络知识图谱（见图 15-1）。

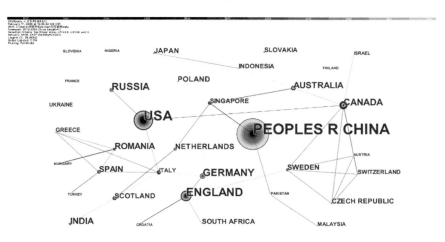

图 15-1　共同富裕领域国家或地区合作网络知识图谱

在共同富裕领域发文量排在前列的有 PEOPLES R CHINA、USA、ENG-LAND、RUSSIA、GERMANY 等，发文量均在 20 篇以上。各国家或地区间连线为 39 条，合作较多。其中，中国的节点最大，发文量遥遥领先，为 126 篇，约占总发文量的 1/4，与美国、加拿大等共同构成了网络核心节点。我国的研究学者主要研究了我国的共同富裕道路等内容。

图 15-2 所示为共同富裕领域中国发文量年度分布情况。2012—2015 年发文量较为平稳，2016—2017 年发文量急速上升，2020 年以后发文量再次呈现快速上升的趋势。

与中国各机构的研究学者合作较为紧密的国家主要有新加坡和巴基斯坦。在共同富裕领域，与各个国家或地区合作最多的是加拿大，其共与 8 个国家或地区的学者进行合作，包括澳大利亚、美国、瑞典、以色列等。

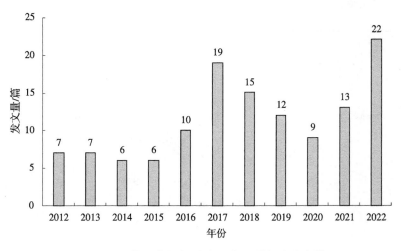

图 15-2　共同富裕领域中国发文量年度分布情况

15.3.2　机构合作网络

在 CiteSpace 中设置节点类型为 Institution，时间跨度为 2012—2022 年，时间间隔为 1 年，Top 值为 50，其余选项为默认值，最终生成共同富裕领域机构合作网络知识图谱（见图 15-3）。

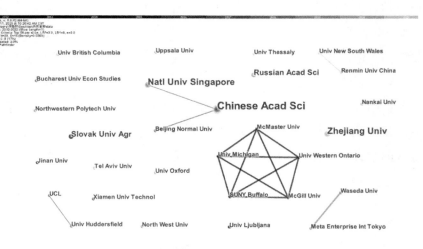

图 15-3　共同富裕领域机构合作网络知识图谱

机构合作网络中共包含 29 个机构和 15 条连线，机构间合作较为分散。主要机构的发文量较为均匀，其中发文量排在前列的机构有 Chinese Acad Sci、Zhejiang Univ、Natl Univ Singapore、Russian Acad Sci、Slovak Univ Agr。Chinese Acad Sci 在这一领域发文量最多，为 6 篇，其主要研究了中国农村贫困时空格局与精准扶贫策略等内容。贫穷是所有国家和整个国际社会面临的挑战，促进发展、缩小城乡差距、消除贫困、实现共同富裕，是人类不断追求的理想。Zhejiang Univ 的发文量排在第 2 位，为 5 篇，相关学者主要研究了城乡融合发展的新路径等问题，城乡差距带来的挑战对世界实现可持续发展目标和这些目标的核心承诺造成了巨大负担，特别是对经历快速结构变化和城市化的发展中国家而言。通过利用来自中国的经验，展现了城乡差距带来的具体挑战，并提出相关建议来实现城乡一体化。

15.3.3　关键词共现网络

在 CiteSpace 中设置时间跨度为 2012—2022 年，时间间隔为 1 年，Top 值为 40，且在裁剪选项中设置 Pathfinder、Pruning the merged network 等参数，通过关键词共现的方法，生成共同富裕领域关键词共现知识图谱（见图 15-4）和关键词共现频次表（见表 15-1）。

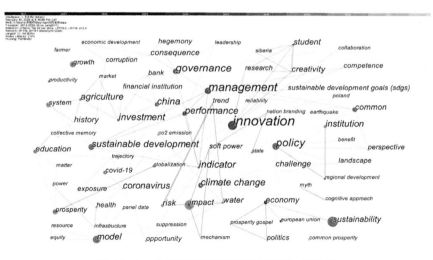

图 15-4　共同富裕领域关键词共现知识图谱

表 15-1 共同富裕领域关键词共现频次

排名	关键词	频次	中介中心性	年份
1	sustainability	16	0.11	2016
2	impact	15	0.08	2014
3	innovation	13	0.63	2016
4	model	11	0.12	2018
5	sustainable development	10	0.17	2017
5	policy	10	0.34	2014
5	growth	10	0.09	2014
5	management	10	0.27	2017
9	prosperity	9	0.02	2013
9	common	9	0.05	2017
11	governance	8	0.19	2018
11	system	8	0.07	2017
13	china	7	0.16	2018
13	covid-19	7	0.08	2020
13	education	7	0.06	2017
13	performance	7	0.24	2016
17	science	6	0.21	2015
17	climate change	6	0.23	2020
19	economy	5	0.22	2015
19	institution	5	0.03	2014

共同富裕领域关键词共现网络中共包含 114 个关键词和 151 条连线，关键词之间的联系较为紧密。通过观察表 15-1 可以发现，关键词主要包括以下几方面内容。

（1）关于可持续发展的关键词有 sustainability、sustainable development、regional development、sustainable development goals 等，其中关键词 sustainability 出现的频次最多，为 16 次，其与其他主要关键词一起构成了网络核心节点。

早在 2000 年，联合国就通过了"千年发展目标"，其主要目标是到 2015 年减少极端贫困。2015 年，联合国通过了《2030 年可持续发展议程》，为确保人类和地球的和平与繁荣提供了一个共同的视角。

（2）与共同富裕相关的关键词有 economy、common prosperity、prosperity gospel、economic development 等。持续的经济增长被理解为消费的增加，然而经济增长本身不应该是目的，而应该是实现繁荣的手段。

（3）关于相关措施的关键词包括 policy、investment、teaching、resilience 等。由于当前世界各个国家或地区实现共同富裕的基础条件不同，迫切需要采取与本国或地区情况相适应的方案和政策推动共同富裕的实现。

从这些主要关键词可以看出，学术界主要从两个角度对共同富裕相关议题展开研究：一是理论基础视角，主要是基于邓小平理论和习近平新时代中国特色社会主义思想对共同富裕的内涵进行阐述；二是实践探索视角，共享发展体现了朝着共同富裕目标稳步前行的实践道路，贫困治理和乡村振兴是新时代逐渐迈向共同富裕的主要实践经验。

从关键词的中介中心性指标来看，关键词 innovation、policy、management、performance 与其他关键词之间的联系比较紧密，对文献之间的合作关系产生了积极影响。

15.3.4　关键词聚类分析

在关键词共现网络的基础上生成共同富裕领域关键词聚类知识图谱，如图 15-5 所示。网络密度为 0.0234；模块值 $Q = 0.7192$，说明该网络结构聚类效果非常好；平均轮廓值 $S = 0.5768$，大于 0.5，说明聚类同质性较高，不同聚类划分较好。

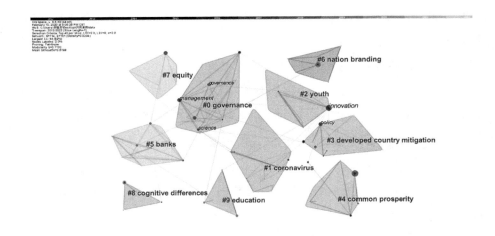

图 15-5　共同富裕领域关键词聚类知识图谱

图 15-5 中一共出现了 10 个聚类，代表 10 个研究方向。各聚类之间的连线较多，说明聚类之间联系比较紧密。下文将对一些重点聚类进行简要分析。

聚类#0 governance：该聚类范围最大，包含的关键词数量最多，由 sustainable development、management、governance、performance、science 等 15 个关键词构成，首次出现的年份为 2018 年。

聚类#1 coronavirus：该聚类范围排在第 2 位，首次出现的年份为 2017 年，由 14 个关键词构成，如 covid-19、risk、water、crisis、health 等。疫情导致城市与农村地区的人均收入减少。机制分析表明，工资差距加大的加速和企业收入趋同的减速是主要驱动因素，这也导致了农村人均消费趋同的减速。虽然疫情没有威胁到农村粮食消费和农村家庭的恩格尔系数，但这两个基本生活需求指标未能在各地区实现趋同。疫情对城乡收入差距趋同的总体影响也很小，这表明流行病同时影响了农村和城市的发展。

聚类#3 developed country mitigation：该聚类在 2017 年出现，主要由 11 个关键词组成，包括 policy、common、climate change、institution、regional development 等。当今发达经济体在减少碳排放方面取得的实际进展有限，特别是在考虑到进口消费品的嵌入式排放时。重要的促成因素是社会和文化价值观、信仰和做法，这些因素导致气候变化的风险被视为仅次于促进经济增长和消费者支出增加的短期压力。其结果是，气候变化和向低碳社会过渡成为"背靠背"问题。从这个角度来看，社会可以通过合作行动实现行为的逐步改变，以实现长期的共同利益。

聚类#4 common prosperity：该聚类由 sustainability、European Union、economy consumption、common prosperity、quality 等 10 个关键词构成，出现年份为 2017 年。共同富裕是人类文明史上一种全新的社会模式，它既是中国传统社会思想中关于理想社会的重要构想，又是马克思主义对于未来社会特征的重要设想。

15.3.5　关键词突现分析

利用 CiteSpace 在关键词共现网络的基础上绘制突现词知识图谱，如图 15-6 所示。

Keywords	Year	Strength	Begin	End	2012 — 2022
student	2012	1.5263	**2013**	2017	
regional development	2012	2.2198	**2014**	2016	
impact	2012	1.003	**2014**	2015	
innovation	2012	1.6059	**2016**	2019	
performance	2012	1.6163	**2016**	2017	
indicator	2012	1.4459	**2017**	2019	
model	2012	1.4217	**2018**	2019	
sustainability	2012	2.6395	**2018**	2019	
governance	2012	2.7099	**2018**	2019	
management	2012	1.5347	**2018**	2020	
european union	2012	2.0389	**2018**	2019	
productivity	2012	1.2248	**2020**	2022	
covid-19	2012	1.5432	**2020**	2022	
climate change	2012	1.85	**2020**	2022	

图 15-6　共同富裕领域突现词知识图谱

2012—2022 年一共有 14 个突现词。从突现强度来看，排在前列的突现词有 governance、sustainability、regional development 等。其中，*governance* 的突

现强度最高，为 2.7099，持续时间为 2018—2019 年；其次为 sustainability，突现强度是 2.6395，持续时间同样为 2018—2019 年。

从持续时间来看，持续时间最长的突现词为 student，其从 2013 年开始至 2017 年一直是研究的热点内容；innovation 的持续时间紧随其后，为 4 年。从整体的突现词知识图谱中可以看出，各突现词持续时间较为平均；近期仍属于共同富裕领域研究热点内容的关键词有 productivity、covid-19、climate change 等。

15.4 总结与展望

借助 CiteSpace 的统计分析可以看到，2012—2022 年共同富裕领域的研究表现出以下显著特点：一是从学术研究角度来看，共同富裕领域的研究在 2017 年和 2022 年经历了两次大幅度上涨，目前仍保持较高的学术研究热度，主要学术研究机构高度集中在与马克思主义相关的研究领域。二是从学术研究的新动向来看，2012—2022 年，共同富裕领域的研究总体上呈现出三个阶段性的主题。

学术界基于新时代经济社会发展背景，对共同富裕的思想意涵、目标要求、实现机制等进行了深入研究和拓展，进一步明晰了收入分配、共享发展以及贫困治理等与实现共同富裕之间的逻辑关联，并提出了许多极具价值的见解。但整体而言，2012—2022 年我国关于共同富裕的研究仍存在两个方面的问题：一方面，研究的系统性不足。就其意涵而言，共同富裕是一个多维度的概念，实现共同富裕，不仅要求着力缩小区域、城乡和个人之间的收入差距，还要求关注精神生活共同富裕，促进实现基本公共服务均等化。然而，现有文献对共同富裕的研究，大多仅从收入的角度探讨物质生活的共同富裕，不仅对共同富裕的其他方面关注较少，研究内容也存在较严重的同质化。作为一项"系统性工程"，实现共同富裕不仅要关注收入或财富的分配，还应重视政策制定、资源配置、改革导向等，现有文献显然忽略了共同富裕的多维特性，造成研究的系统性不足。

另一方面，存在重理论轻实践的倾向。共同富裕不仅是中国特色社会主义理论的基本内容之一，也为新时代经济社会发展实践提供了理论指引。然而，现有文献对共同富裕的研究几乎均集中在对共同富裕的理论分析，有关共同富裕的实践探究屈指可数。我国共同富裕的实践经验越来越丰富，实践道路越走越宽广，而现有研究的重理论轻实践倾向不仅不利于共同富裕理论本身的深化和发展，也降低了研究成果的应用价值。

📖 本章参考文献

［1］魏志奇. 新发展阶段：科学内涵、主要特征与重大意义［J］. 科学社会主义，2021（3）：83-90.

［2］DUNFORD M. The Chinese path to common prosperity［J］. International Critical Thought，2022，12（1）：35-54.

［3］李君如. 坚定我们的道路自信：学习十八大报告的一点体会［J］. 中共中央党校学报，2012（6）：5-11.

［4］王春玺，高骊. "逐步实现全体人民共同富裕"的目标内涵及实现途径［J］. 中国特色社会主义研究，2013（1）：25-28.

［5］中共中央关于制定国民经济和社会发展第十四个五年规划和二〇三五年远景目标的建议［N］. 人民日报，2020-11-04（01）.

［6］李作学，张传旺，杨凤田. 中国人才管理研究知识图谱：基于 CNKI（1979～2019 年）的文献计量［J］. 科学管理研究，2021，39（2）：118-123.

［7］LIU Y S，LIU J L，ZHOU Y. Spatio-temporal patterns of rural poverty in China and targeted poverty alleviation strategies［J］. Journal of Rural Studies，2017（52）：66-75.

［8］TURCEA V C，ION R A. How Important are the Sustainable Development Goals？A Bibliometric and Modern Data Analysis［M］// Proceedings of the International Conference on Economics and Social Sciences，2020：624-635.

［9］QIAN Z S，YUAN L R，WANG S，et al. Epidemics，convergence，and common prosperity：Evidence from China［J］. China & World Economy，2021，29（6）：117-138.

［10］ WEBB J. Society and a low-carbon future: Individual behaviour change or new social values and priorities? ［J］. Earth and Environmental Science Transactions of the Royal Society of Edinburgh, 2012, 103 (2): 157-163.

［11］ 马孟琛, 刘芳, 张皓. 共同富裕研究的热点、演进路径与主要特征: 基于中国人民大学书报资料中心复印报刊资料的 CiteSpace 分析 ［J］. 经济与管理评论, 2022 (4): 39-50.

［12］ 左伟. 新时代共同富裕的实现障碍及其路径探索 ［J］. 理论月刊, 2019 (5): 25-30.